Alpha Pamela Sanchéz Valle
Marcela Autran Martínez
Gabriel Eduardo Acevedo Jiménez

La respuesta inmune del gato frente a la infección por FeLV

La respuesta inmune del gato frente a la infección por FeLV

Alpha Pamela Sanchéz Valle
Marcela Autran Martínez
Gabriel Eduardo Acevedo Jiménez

La respuesta inmune del gato frente a la infección por FeLV

Respuesta inmunitaria ante diferentes tipos de infección por el virus de Leucemia viral felina

Editorial Académica Española

Imprint

Any brand names and product names mentioned in this book are subject to trademark, brand or patent protection and are trademarks or registered trademarks of their respective holders. The use of brand names, product names, common names, trade names, product descriptions etc. even without a particular marking in this work is in no way to be construed to mean that such names may be regarded as unrestricted in respect of trademark and brand protection legislation and could thus be used by anyone.

Cover image: www.ingimage.com

Publisher:
Editorial Académica Española
is a trademark of
Dodo Books Indian Ocean Ltd. and OmniScriptum S.R.L publishing group

120 High Road, East Finchley, London, N2 9ED, United Kingdom
Str. Armeneasca 28/1, office 1, Chisinau MD-2012, Republic of Moldova, Europe
Printed at: see last page
ISBN: 978-613-9-41116-0

La respuesta inmune del gato frente a la infección
por el virus de leucemia viral felina

Alpha Pamela Sanchez Valle

Dra. Marcela Autran Martínez

Dr. Gabriel Eduardo Acevedo Jiménez

ÍNDICE

1. RESUMEN

En el presente trabajo, se realizó una revisión bibliográfica de la respuesta inmunitaria frente a la infección por Leucemia viral felina (FeLV), se recopiló información de diversos aspectos de la respuesta inmune humoral y celular como el resultado de la interacción del gato con el virus FeLV. La respuesta inmunitaria debe ser eficaz y específica desde que el gato entra en contacto con el virus, la inmunidad celular y humoral son las encargadas de controlar la infección y cada una tiene su propia forma de actuar contra el virus, pues se sabe que los anticuerpos detienen la propagación del virus y establecen la resistencia a la infección, la inmunidad celular se encarga de la eliminación de células ya infectadas y protege contra el desarrollo de la infección latente, por lo que la calidad y magnitud de ambas determinara el curso de la infección, sin embargo, los retrovirus pueden alterar estos mecanismos, ya que infectan principalmente linfocitos y células provenientes de la médula ósea, alterando su función; sin embargo el resultado de la interacción con el virus no se basa únicamente en la respuesta inmune, pues factores propios del virus como como el subgrupo y la concentración viral, pueden influir en el resultado; por lo que la interacción de estos factores determinara el curso de la infección, si la respuesta inmune es eficaz y hay una baja exposición al FeLV, se puede detener la replicación del virus por lo que no hay viremia, o se logra aislar al virus y se replica en un solo tejido, por lo que se desarrolla una infección abortiva o focal, la respuesta inmune tardía pero efectiva, donde el virus no infecta médula ósea y se logra terminar con la viremia dará como resultado una infección regresiva, donde no se eliminara el virus pero se mantendrá latente con riesgo de reactivarse en caso de algún evento inmunosupresor; si el sistema inmune tiene una pobre respuesta o está ausente, el hospedero desarrolla una infección progresiva con viremia persistente y desarrollo de enfermedades asociadas al FeLV las cuales pueden ser mortales. No hay un tratamiento específico para tratar pacientes con FeLV, sin embargo, el rFeINF-ω se utiliza en gatos infectados, se teoriza que modula la respuesta innata y afecta el ciclo de replicación del FeLV. El virus afecta una variedad de aparatos y sistemas en el cuerpo del gato, por lo que presentará enfermedades diferentes, como el desarrollo de tumores, los cuales se han descrito en diversos órganos de gatos infectados. Aún se desconoce en qué nivel el FeLV puede estar involucrado en el desarrollo de tumores de pacientes con pruebas negativas al FeLV, pues no es común realizar pruebas de inmunohistoquímica en estos. Es común en la práctica clínica que las pruebas POC se realicen a los gatos sanos y enfermos, sin embargo, un resultado positivo o negativo no es el fin del diagnóstico, pues se debe de tomar en cuenta que puede existir un error en la prueba, además se deben considerar los factores de riesgo de cada individuo, por esta razón se recomienda repetir la prueba o realizar PCR para determinar si el gato está infectado y de ser así, saber cuál es el curso de la infección. Conocer el estado retroviral y los factores de riesgo del gato, nos ayudara a establecer un estatus inmunológico y el calendario de vacunación individualizado con el fin de brindar protección al gato.

2. INTRODUCCIÓN

El sistema inmunológico es uno de los componentes más complejos y diversos de un ser vivo y su objetivo principal es proporcionar protección contra la variedad de agentes infecciosos responsables de la morbilidad y mortalidad; es capaz de responder, con distintos grados de eficacia a los patógenos bacterianos, virales, fúngicos, protozoarios y helmínticos. El sistema inmunitario se compone de células efectoras especializadas que perciben y responden a las células extrañas, antígenos y otros patrones moleculares no encontrados en los tejidos (Barret et al., 2016); el sistema inmunitario está involucrado en los procesos inflamatorios y de reparación de tejidos, puede iniciar respuestas a células anormales que surgen durante la transformación neoplásica o que pueden ser trasplantadas inapropiadamente al cuerpo. Un sistema biológico tan potente requiere un manejo cuidadoso y un conjunto completo de mecanismos de regulación para asegurar que las respuestas inmunológicas se inactiven cuando no sean necesarias, de manera que no causen daño involuntario al tejido corporal normal (Day & Schultz, 2014). Entre los animales domésticos, el sistema inmunitario del perro y el gato sólo ha sido examinado a detalle en tiempos relativamente recientes; el perro como modelo para la cirugía de trasplante, y el gato como modelo para el estudio de la neoplasia inducida por virus (virus de la leucemia felina [FeLV]) o inmunodeficiencia (virus de inmunodeficiencia felina [FIV]), han conducido a la aplicación de las técnicas celulares y moleculares para caracterizar las facetas básicas del sistema inmunitario (Day, 2012).

Las infecciones causadas por retrovirus felinos provocan profundos desequilibrios en el sistema inmunitario, ya que son virus que infectan principalmente linfocitos y células de diferentes linajes provenientes de la médula ósea, alterando su funcionalidad (Porras M, 2007).

El FeLV es un retrovirus del género *Gammaretrovirus* que afecta a todos los gatos domésticos del mundo. Su estructura viral está formada por una envoltura, core y nucleocápside. Todos los genomas de los retrovirus contienen tres genes llamados *gag*, *pol* y *env* (gp70 y p15e), que codifican proteínas muy importantes para el virus (Palmero & Carballés Pérez, 2010).

En gatos domésticos (*Felis catus*) el FeLV ha sido clasificado con base en pruebas de interferencia, neutralización viral y capacidad para replicarse en tejidos no felinos, en tres subgrupos principales: A, B, C y un cuarto grupo-T; recientemente asociado a linfocitos T y relacionado con procesos de inmunodeficiencia por su tropismo hacia los receptores de linfocitos; de todos los subgrupos mencionados, el FeLV subgrupo A (FeLV-A) es el único contagioso de gato a gato en estado natural (Calle R et al., 2013; Collado A, 2017) que se ha descrito hasta el momento.

La patogenia del FeLV es muy compleja y a diferencia de lo que ocurre en la inmunodeficiencia felina (FIV), la evolución del FeLV está muy influenciada por la capacidad de respuesta inmunitaria del gato, pudiéndose incluso eliminar FeLV en etapas iniciales de la infección (Porras M, 2007).

La respuesta inmunológica al FeLV se desarrolla después de la exposición viral, sin embargo, el hospedero mantiene un delicado equilibrio entre el virus y la célula, lo que lleva a la resistencia del huésped a la infección persistente. La mayoría de los gatos expuestos al FeLV desarrollan una infección temporal, con o sin viremia transitoria, y se recuperan completamente o establecen una infección latente. Tanto la respuesta inmunitaria humoral como la celular son importantes para controlar la infección (Mizayawa, 2002).

Normalmente, la respuesta humoral se desarrolla en las primeras semanas (4a-8va) post infección, en esta respuesta el anticuerpo anti-gp70 es específico de subgrupo y da como resultado la neutralización viral e inmunidad a la reinfección, al impedir la unión del virus al receptor celular (Calle R et al., 2013; Porras M, 2007). Por otro lado, se demostró que la proteína p15 interfiere con la respuesta inmunológica celular del huésped y así facilita la persistencia viral. Recientemente se ha descrito que su función inmunosupresora es de gran importancia *in vivo*, llegando incluso a inhibir el correcto desarrollo de la inmunidad humoral post-vacunación (Adams et al., 1979; Calle R et al., 2013) . Una proteína no vírica que se detecta en la infección por FeLV es el antígeno FOCMA (FOCMA de inglés *Feline Oncornavirus Cell Membrane Antigen*); que en algunos gatos esta proteína se expresa en la superficie de los linfocitos B o T infectados y malignizados (linfosarcoma); el sistema inmunitario es capaz de reconocer esta proteína, formar anticuerpos protectores y destruir a las células que lo expresan, disminuyendo así la probabilidad de desarrollar tumores de linfocitos, pero no otros cuadros relacionados con la enfermedad (Collado A, 2017).

La respuesta inmune celular también es necesaria para el control de la replicación y eliminación viral, se ha visto que aparecen linfocitos T CD8+ citotóxicos una o dos semanas después de que se produzca la infección y previo a la aparición de anticuerpos neutralizantes (Mizayawa, 2002; Porras M, 2007).

3. OBJETIVOS

3.1.　OBJETIVO CENTRAL

Realizar un compendio de información científica relevante para explicar y describir todos los aspectos posibles que intervienen en la respuesta inmunitaria de los gatos frente a la infección por el FeLV permitiendo tener una visión más amplia, de los diferentes factores involucrados en esta enfermedad.

3.2.　OBJETIVO PARTICULAR

Recabar la información disponible sobre la interacción hospedero/hospedador de los gatos que entran en contacto con el virus de FeLV, describir los posibles desenlaces de la interacción del gato con el virus, así como los métodos para diagnosticar adecuadamente el curso de la infección; recopilar los padecimientos más comunes observados en pacientes infectados y proponer un calendario de vacunación contra FeLV basado en los factores de riesgo cada gato; esto con el fin de permitir que otros médicos consulten esta investigación y las fuentes bibliográficas citadas, para lograr un mejor entendimiento de la enfermedad y quizá continuar el trabajo realizado.

4. JUSTIFICACIÓN

Una exhaustiva revisión bibliográfica nos permitirá tener un compendio de información acerca de la interacción entre el virus y el sistema inmunológico del gato, comprendiendo cómo se desencadena la respuesta inmune, qué células y moléculas están involucradas, y cómo estas interacciones influyen en el curso de la enfermedad, ya que esto es esencial para el desarrollo de estrategias de prevención y diagnóstico de una enfermedad viral que es altamente contagiosa y es de las principales causas de enfermedad y muerte en gatos.

5. MATERIALES Y MÉTODOS

Se llevo a cabo una serie de procedimientos consecutivos de acuerdo con el método científico aplicado a una revisión documental, entre ellos la selección del tema, planeación del trabajo, recopilación de información y redacción del trabajo de investigación, en función de lo descrito en el índice; recabando información científica de libros, de las principales fuentes y bases de datos biomédicos. Se utilizaron artículos y documentos más relevantes relacionados con el tema de esta investigación.

6. REVISIÓN DE LITERATURA

6.1.   EVOLUCIÓN DEL VIRUS

En 1975, Benveniste, Sherr y Todaro, realizaron un estudio que mostró que las secuencias génicas relacionadas con el FeLV se encuentran únicamente en el DNA celular de cuatro miembros del género *Felidae*, estos son los gatos domésticos libres de patógenos específicos (*Felis catus*), el gato de la selva (*F. chaus*), el gato de arena (*F. margarita*) y el gato salvaje europeo (*F. sylvestris*) (Willet & Hoise, 2013); se teoriza que estos genes fueron introducidos después de una infección trans-especie con un *Gammaretrovirus* de roedor, pues el DNA celular de estos contiene secuencias virogénicas relacionadas (Benveniste et al., 1975). Los genes retrovirales pueden ser transferidos naturalmente entre mamíferos emparentados, ser incorporados a sus líneas germinales y heredarlos como genes celulares (Benveniste & Todaro, 1982).

6.2.   DESCUBRIMIENTO

En 1964, William Jarrett y sus colaboradores observaron hallazgos histopatológicos de partículas similares al virus de la leucemia murina en el linfosarcoma de un gato que vivía en un criadero donde los animales desarrollaban linfomas malignos, descubriendo así el FeLV, y se creía que los tumores eran la principal consecuencia de la infección por el virus, pero ahora se sabe que esa es una de las muchas manifestaciones que puede causar el FeLV (Crawford et al., 1964; News, 2019).

6.3.   ESTRUCTURA GENÉTICA

El FeLV es un retrovirus de molécula lineal de RNA de 8.3 kb de cadena simple que pertenece a la familia *Retroviridae* del género *Gammaretrovirus* (Guliukina et al., 2019; Neil, 2010). Todos los genomas de los retrovirus contienen tres genes esenciales llamados *gag*, *pol* y *env* que codifican proteínas importantes para el virus, flanqueados por repeticiones terminales largas (LTR) en cada uno de los extremos y poseen la información necesaria para el inicio y la terminación de la expresión génica, las LTR`s de los virus de leucemia, desempeñan un papel fundamental en el tropismo tisular y el potencial patógeno de los virus (Abujamra et al., 2006). El gen *gag* (antígeno específico de grupo) posee la información necesaria para codificar las proteínas estructurales internas del virus, p15 (proteína matriz, MA), p12 (función desconocida), p27 (proteína cápside, CA) y p10 proteína nucleocápside, NC); el gen *pol* (polimerasa) codifica las proteínas con actividad enzimática necesarias para la replicación vírica, p14 (proteasa, PR), p80 (transcriptasa reversa, RT) y p46 (integrasa, IN) y el gen *env* (envoltura) codifica los diferentes componentes de la misma, gp70 (unidad de superficie, SU) y p15e (proteínas transmembrana, TM) que afecta la función normal de los linfocitos (**Figura 1**) (Mizayawa, 2002). La glicoproteína gp70 determina los tres subgrupos principales del FeLV: A, B y C y está relacionada en la inducción de inmunidad específica, ya que es el objetivo principal de la respuesta inmunitaria humoral (Willet & Hoise, 2013).

La estructura viral del FeLV está formada por una envoltura, core y una nucleocápside. En el core está el RNA monocatenario, que al introducirse en las células del hospedero se transcribe en DNA, con ayuda de la enzima transcriptasa inversa. Una vez que se ha sintetizado una copia de DNA del genoma, se integra con ayuda de la integrasa en el genoma de la célula diana como un provirus (**Figura 2**) (Willet & Hoise, 2013); cuando la célula con el provirus integrado se divide, las células hijas reciben el DNA del virus integrado, provocando que la infección se mantenga de forma constante y sólo puede eliminarse si se destruyen todas las células que tienen el provirus. Esto hace muy complicada la terapéutica frente a las infecciones por FeLV, ya que no sólo tiene que ir dirigida a restringir la formación de partículas víricas infectivas y evitar nuevas infecciones, sino también a destruir las células ya infectadas (Palmero & Carballés Pérez, 2010) (Collado A, 2017).

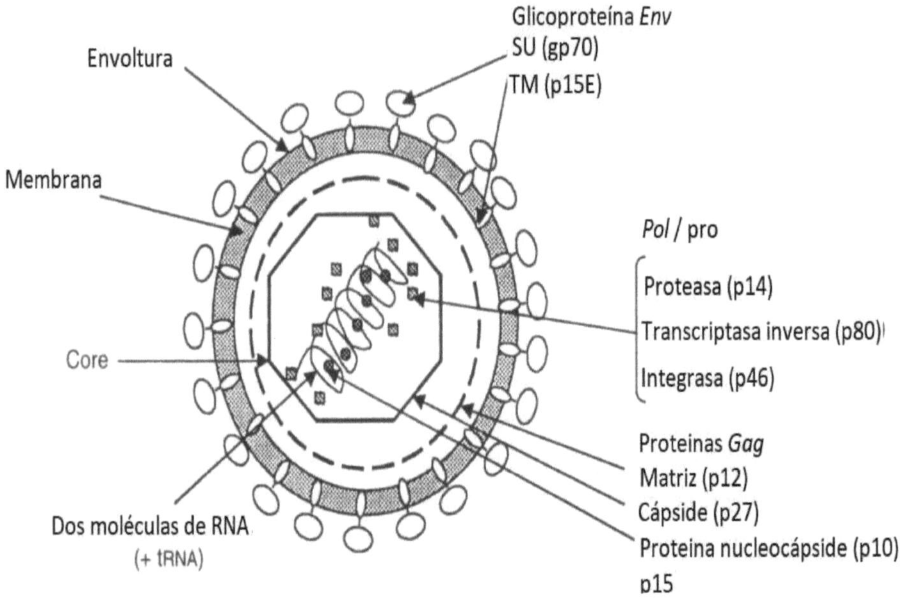

Figura 1. Estructura del FeLV. *Env* codifica las glicoproteínas de superficie y transmembrana, los genes *gag* y *pro* codifican las proteínas cápside y la proteasa, respectivamente. Modificado de (Poulet et al., 2003).

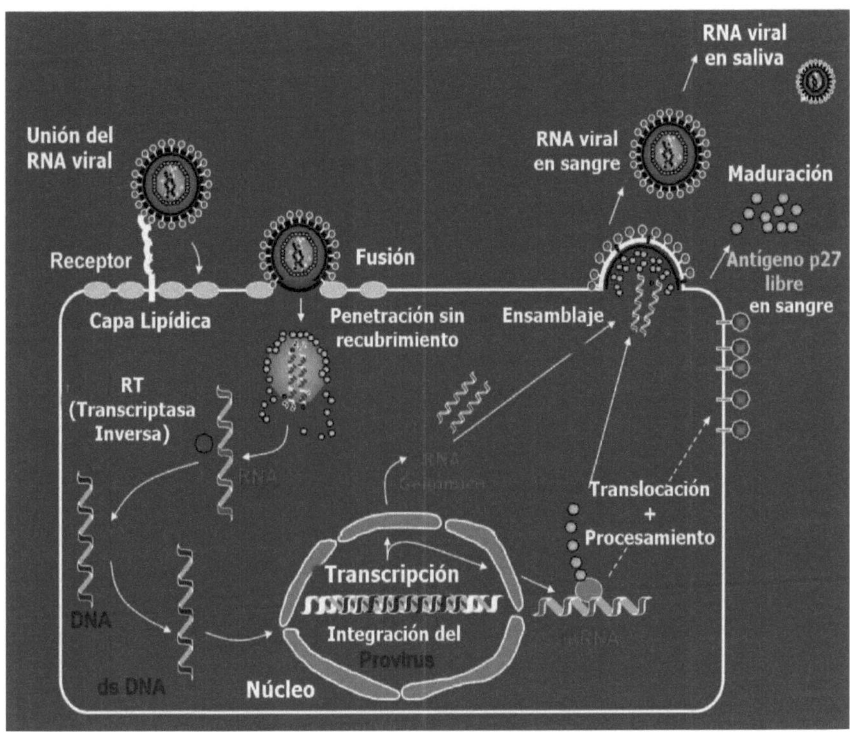

Figura 2. Replicación del FeLV. Una vez que el FeLV se ha unido y fusionado con la célula huésped, el RNA viral se libera y se convierte en DNA viral. El DNA viral se transfiere al núcleo de la célula durante la división celular, donde se integra en el DNA genómico del huésped con la ayuda de una integrasa y entonces se denomina DNA proviral. Cuando la célula se activa, se producen nuevos RNA víricos y proteínas que se ensamblan en la membrana de la célula huésped para construir nuevas partículas víricas que se vierten en la sangre y la saliva. Además de las partículas víricas, el antígeno soluble de la cápside del FeLV p27 también se excreta en la sangre y puede detectarse mediante pruebas rápidas y ELISA de laboratorio (Hartmann & Hofmann-Lehmann, 2020)

6.4.   DIVERSIDAD GENÉTICA DEL FeLV

Existen dos formas del FeLV, el endógeno (enFeLV) que no provocan enfermedades pero es relevante para la biología del FeLV (Chiu et al., 2018); y la forma exógena (exFeLV) que tiene 5 subgrupos: A, B, C, D y T con diferentes receptores. El FeLV-A es la forma transmisible más abundante y a partir de este se crearon dos subtipos, pues su recombinación con un virus endógeno del gato doméstico dio como resultado el FeLV-B, y mutaciones que se acumularon en el gen *env* del FeLV-A provoco la aparición del FeLV-C (Guliukina et al., 2019). El FeLV-T es un virus quimérico resultado de la recombinación entre los virus 61E y 61C (Chiu et al., 2018).

6.4.1. FORMA ENDÓGENA DEL FeLV

Los retrovirus requieren integrar su genoma en el cromosoma del hospedero para completar su ciclo, este provirus en el genoma no pasa a la descendencia (López-Goñi, 2015), sin embargo, si el retrovirus infecta una célula germinal, el provirus puede heredarse como un gen celular y estar presente en el genoma de los descendientes, si el gameto lleva el DNA del virus, después de la fecundación todas las células del nuevo embrión llevarán en su genoma el provirus. Esto ha ocurrido durante millones de años en muchos organismos, y se denominan retrovirus endógenos (ERV, Endogenous Retrovirus), que se han "fosilizado" en el genoma. Se trata de una transferencia del virus "vertical", de padres a hijos, lo que permite la "fijación" de esos ERVs en la población (Feschotte & Gilbert, 2012).

En el género *Felis* se encuentran los enFeLV, que son una réplica del provirus defectuoso, estos son 86% similares al exFeLV a nivel de los nucleótidos y las diferencias entre estos se encuentran en *gag* y *env*, presentan inserciones y supresiones (insertions and deletions, INDELs[1]), desplazamientos de marco, mutaciones sin sentido y cambios en las regiones, mutaciones y cambios en las regiones únicas de 3' del LTR, como se muestra en la **Figura 3** (Chiu et al., 2018). La expresión del DNA proviral se restringe a transcripciones subgenómicas[2] que impiden el ensamblaje del virus infeccioso. Sin embargo, los fragmentos de DNA del enFeLV pueden recombinarse con el FeLV exógeno dando como resultado virus recombinantes, como el caso del FeLV-B. Se ha sugerido que los enFeLV podrían estar involucrados en la infección retroviral exógena, ya sea por la supresión de la replicación del virus exógeno o por mejorar la infección viral exógena (Guliukina et al., 2019).

6.4.2. FORMA EXÓGENA DEL FeLV

Esta se transmite horizontalmente, se puede replicar y presenta los 3 subgrupos principales, y como ya se explicó brevemente en el tema de "Diversidad genética del FeLV", los subgrupos surgen durante la replicación del virus debido a que durante la transcripción pueden presentarse errores y por recombinación con los enFeLV en el genoma; los subgrupos se distinguen genéticamente por las diferencias en el gen *env* y funcionalmente por la interacción con los distintos receptores de la célula huésped para su entrada (**Tabla 1**) (Ahmad & Levy, 2010).

---

[1] "Indel" es un término general que puede referirse a la inserción, supresión o inserción y supresión de nucleótidos en el DNA genómico. Algunos tipos de alteraciones del DNA, incluyendo inserciones/supresión (indels), no son necesariamente el resultado directo del daño del DNA, *per se*. En su lugar, los indels pueden originarse por errores de la polimerasa del DNA o por la reparación incorrecta del DNA después de un daño genético Sehn, J. K. (2015). Insertions and deletions (Indels). In S. Kulkarni & J. Pfeifer (Eds.), *Clinical Genomics* (1st ed., pp. 130-148). Academic Press. .

[2] Estos son fragmentos del genoma que, aun careciendo de parte de la información contenida en el RNA del virus, mantienen todos los genes necesarios para auto replicarse, es decir, los de las proteínas y los de los elementos genómicos propios del virus que son necesarios para la replicación y traducción. De este modo, son capaces de producir nuevas moléculas subgenómicas que, a su vez, pueden continuar replicándose, aunque no son capaces de originar virus completos infecciosos Puig-Basagoti, F., & Saíz, J. C. (2001). Replicones subgenómicos del virus de la hepatitis C (VHC):nuevas expectativas para la profilaxis y el tratamiento de la hepatitis C. *Gastroenterología y Hepatología, 24*(10), 506-510.

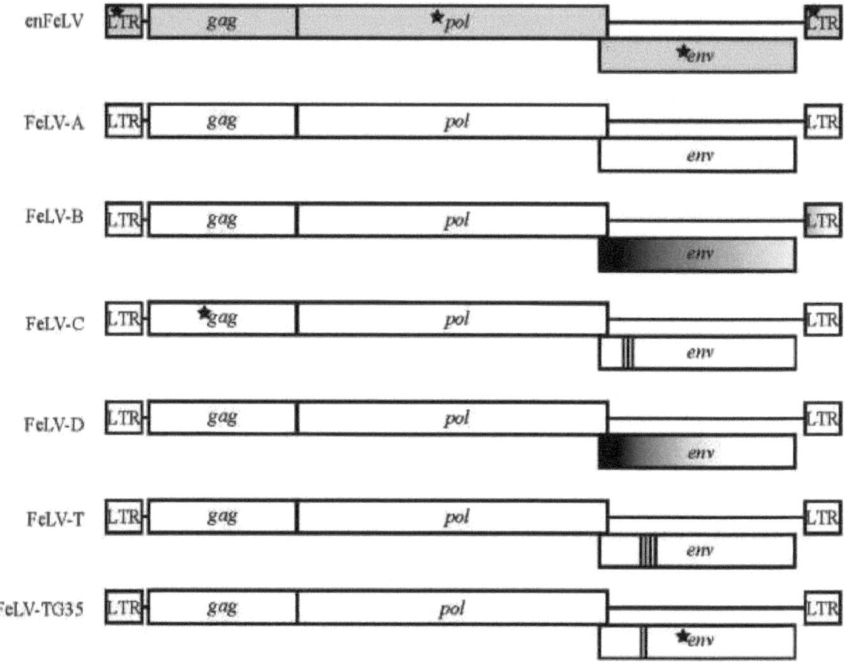

Figura 3. Mapa genómico de los subgrupos FeLV. Seis subgrupos diferentes del FeLV se han asociado con diferentes resultados de la enfermedad que difieren genética y biológicamente del FeLV endógeno (enFeLV). El enFeLV es el más genéticamente distinto del FeLV-A, con diferencias de nucleótidos observados en las repeticiones terminales largas (LTR) y el gen *env*. El FeLV-B se forma por la recombinación del enFeLV *env*-LTR con el FeLV-A. El sitio de recombinación de 5' está más conservado que el sitio de 3'. El FeLV-C, T, y TG35 tienen inserciones focales, sustituciones y eliminaciones dentro del virus de origen FeLV-A en diferentes regiones. Las inserciones se localizan más a menudo en el 5' *env* y están demarcadas aquí por barras verticales en negrita, con cada línea que denota un mínimo de una inserción de aminoácidos. Las estrellas denotan la presencia de polimorfismos de un solo nucleótido (SNP) que están altamente concentrados en los respectivos genes entre el FeLV-A y otros subgrupos. El

FeLV-D (subgrupo nuevo) muestra un evento de recombinación con otro virus endógeno de gato doméstico (Chiu et al., 2018).

Tabla 1. Receptores específicos para los diferentes subgrupos de FeLV (Guliukina et al., 2019)

Subgrupos FeLV	Receptor Celular	Función del receptor
FeLV-A	THTR1	Proteína transportadora de tiamina
FeLV-B	Fe-Pit1 y Fe-Pit2	Transportador de fosfatos inorgánicos dependiente del NA
FeLV-C	FLVCR	Proteína transportadora del hemo[3]
FeLV-T	Fe-Pit1	Transportador de fosfatos inorgánicos dependiente del NA

6.4.2.1. SUBGRUPO A

Es el subgrupo más abundante y el único que se disemina horizontalmente en la naturaleza y es ayudante para los otros subgrupos, pues los gatos infectados con el subgrupo B y C están coinfectados por el A; por esta razón las vacunas solo protegen contra él. Se ha informado que es el menos patógeno y se ha asociado con anemia macrocítica, inmunosupresión y linfoma tímico de origen de células T (Chiu et al., 2018; Guliukina et al., 2019; Levy, 2008; Willet & Hoise, 2013).

---

[3] Complejo metálico de ion ferroso y porfirina; componente de la hemoglobina y algunas otras hemoproteínas de importancia biológica.

6.4.2.2. SUBGRUPO B

Es un recombinante del DNA proviral del FeLV-A y enFeLV, este se presenta en casi el 50% de los gatos y es el que presenta mayor morbilidad y mortalidad debido al desarrollo de leucemia y linfoma, es tumorigénico y solo se transmite con el FeLV-A (Chiu et al., 2018; Guliukina et al., 2019; Hartman & Sykes, 2014).

6.4.2.3. SUBGRUPO C

El virus FeLV-C ha aparecido como resultado de múltiples mutaciones en el gen *env* (SU) del virus FeLV-A, este subgrupo se ha asociado con el desarrollo de anemia aplásica (Chiu et al., 2018; Guliukina et al., 2019).

6.4.2.4. SUBGRUPO T

El FeLV-61C o FeLV-T, puede inducir viremia persistente y el síndrome de inmunodeficiencia adquirida felina (FAID por sus siglas en inglés, feline acquired immunodeficiency sindrome), nombrado así por Gasper y otros en 1987, después de aislar un tipo de FeLV que era intensamente inmunosupresor (Gasper et al., 1987), se caracterizó después de infecciones experimentales de un gato doméstico con un clon de FeLV transmisible 61E, también un gato infectado desarrolló un linfoma tímico y el análisis de la secuencia reveló una variante de la envoltura primaria del FeLV-A (Chiu et al., 2018). Para infectar los linfocitos T, el FeLV-T expresa en su envoltura viral una glicoproteína de membrana que se adhiere y se une a una molécula receptora de la célula blanco (Fe-Pit1) (Hartman & Sykes, 2014).

6.4.2.5. NUEVOS SUBGRUPOS

Existen dos variantes nuevas que son menos abundantes, el FeLV-D y TG35. El FeLV-D fue identificado simultáneamente con el descubrimiento de un nuevo retrovirus endógeno del gato doméstico (ERV-DC). La inserción del gen *env* ERV-DC en el FeLV resultaría en la aparición del FeLV-D, y fue identificado en cuatro gatos, de los cuales tres, presentaron tumores hematopoyéticos (Chiu et al., 2018). Se teoriza que su replicación está regulada por el factor antirretroviral "restricción para el retrovirus felino X (Refrex-1)", sin embargo aún no está claro el mecanismo por el cual esto se lleva a cabo, pero se sugiere que el Refrex-1 tiene es importante en la restricción de la replicación viral y la protección de los felinos, pues se cree que compite con el FeLV-D por los receptores celulares, evitando que el virus penetre (Chiu et al., 2018; Guliukina et al., 2019).

6.5. TRANSMISIÓN

El FeLV se transmite de forma horizontal, principalmente a través de la saliva entre gatos infectados y gatos susceptibles con contacto estrecho, por lo que durante el comportamiento social afiliativo o peleas, un gato sano puede entrar en contacto con el virus, también es posible que se trasmita cuando estornudan y comparten la misma cama o gatera y comederos, sin embargo la envoltura viral es soluble en lípidos, desinfectantes, jabón, calor y secado, por lo que el FeLV se desactiva en el ambiente en cuestión de minutos. El virus también se puede propagar en orina y heces en concentraciones más bajas, pues el FeLV está presente en varios tejidos, fluidos corporales y secreciones, pero es menos frecuente. La transmisión venérea también es posible, ya que se han aislado virus y células infectadas en el semen, fluido vaginal y en el epitelio urogenital. Las pulgas se han considerado como una vía de transmisión, pues se ha detectado RNA viral en las pulgas y en las heces, pero parece que estas no tienen un papel importante en la transmisión en la naturaleza. La transmisión iatrogénica puede ocurrir por agujas contaminadas, instrumentos o transfusiones de sangre. Los gatos infectados regresivamente no eliminan el virus a través de la saliva y otras excreciones, pero se ha demostrado que las transfusiones de sangre de gatos infectados regresivamente transmiten el virus de forma efectiva, por lo que los gatos receptores se infectan (Hartmann, 2012b; Hartmann & Hofmann-Lehmann, 2020; Heredia, 2019)

El FeLV es un patógeno ampliamente distribuido en los gatos domésticos y estos presentan una extensa distribución en diferentes hábitats, por lo que no es raro que el FeLV saltara a otros géneros, infectando a la Pantera de Florida (*Puma concolor*) (Brown et al., 2008), al lince ibérico (*Lynx pardinus*) en España (Luaces et al., 2008) y a los jaguarundis nacidos en cautiverio (*Puma yagouaroundi*) (Willet & Hoise, 2013)

Este hecho es interesante por el impacto que genera en esta población, aunque no existen muchos reportes donde se menciona la presencia de retrovirus endógenos y sus implicaciones. Autran y *cols* (2016) reportaron la presencia de retrovirus endógenos en gatos domésticos sugiriendo una función regulatoria o protectora en los gatos positivos en PCR. Recientemente, García-Ortíz (Tesis de Maestría, datos en proceso de publicación, 2024) encontró que la carga viral de FeLV detectada por PCR cuantitativa en gatos con diferentes estadios de la enfermedad se correlacionaba con la progresión y pronóstico de la enfermedad, sin embargo, se requieren los resultados finales de análisis filogenético para corroborar esta información (Ramírez et al., 2016).

Las hembras viremicas pueden transmitir verticalmente la infección a las crías, infectandose vía transplacentaria, cuando la madre los lame o mediante el calostro. La transmisión también ocurre en gatas con infección regresiva o infección focal atípica, porque la infección puede reactivarse durante la gestación. Si se produce una infección en el útero, es común la reabsorción fetal, aborto y muerte neonatal, sin embargo, el 20% de los gatitos infectados verticalmente nacen y posteriormente se convierten en adultos persistentemente infectados, también se ha observado que estos gatitos recién nacidos tienen resultados negativos a la prueba de antígeno al nacimiento, pero pueden tener resultados positivos en las semanas o meses siguientes una vez que el virus comienza a replicarse (Hartmann, 2012b; Hartmann & Hofmann-Lehmann, 2020).

6.6.   CURSO DE LA INFECCIÓN

Se ha documentado que la infección por FeLV tiene diferentes etapas, ya que herramientas de diagnóstico como la PCR ha proporcionado nuevos datos sobre el curso de la infección. Se encontró que, si un gato ha sido infectado no se vuelve inmune, como el provirus del FeLV está integrado en el genoma del hospedero, es poco probable que se elimine por completo después de la infección, y sigue siendo provirus positivo. Los gatos con antigenemia[4] negativa y provirus positivo se consideran portadores y no eliminan el virus, sin embargo, si es posible que el virus se reactive y presente eliminación recurrente. Con base en esta información, se propuso una nueva clasificación, en la que los estadios de la infección por el FeLV se definen como infección abortiva (antes "gatos regresores"), infección regresiva (antes "viremia transitoria" seguida de "infección latente"), infección progresiva (antes "viremia persistente") e infección focal o atípica, ver **Tabla 2 y Figura 4** (Hartmann, 2012a) El conocimiento de los diferentes cursos de la infección es relevante para la interpretación de los resultados de las pruebas diagnósticas y la aplicación de medidas terapéuticas y epidemiológicas adecuadas, sobre los métodos diagnósticos hablare más adelante.

---

[4] Presencia de la proteína soluble de la cápside viral p27 en sangre; en la mayoría de los gatos se considera equivalente a viremia (Little et al., 2020).

Tabla 2. Etapas de la infección por el virus de la leucemia felina (FeLV). Modificado de (Hartmann, 2012a).

Etapas de la infección por FeLV	Antígeno p27 en sangre	Aislamiento viral a partir de sangre	RNA viral en sangre	DNA viral en sangre	Aislamiento viral a partir de tejido	Diseminación del virus	Enfermedades asociadas al FeLV
Focal	Variable	Variable	Variable	Variable	Variable	Variable	Improbable
Abortiva	Negativo	Negativo	Negativo	Negativo	Negativo	Negativo	Improbable
Regresivo	Negativo	Negativo	Negativo	Positivo	Negativo	Negativo	Improbable
Progresivo	Positivo	Positivo	Positivo	Positivo	Positivo	Positivo	Probable

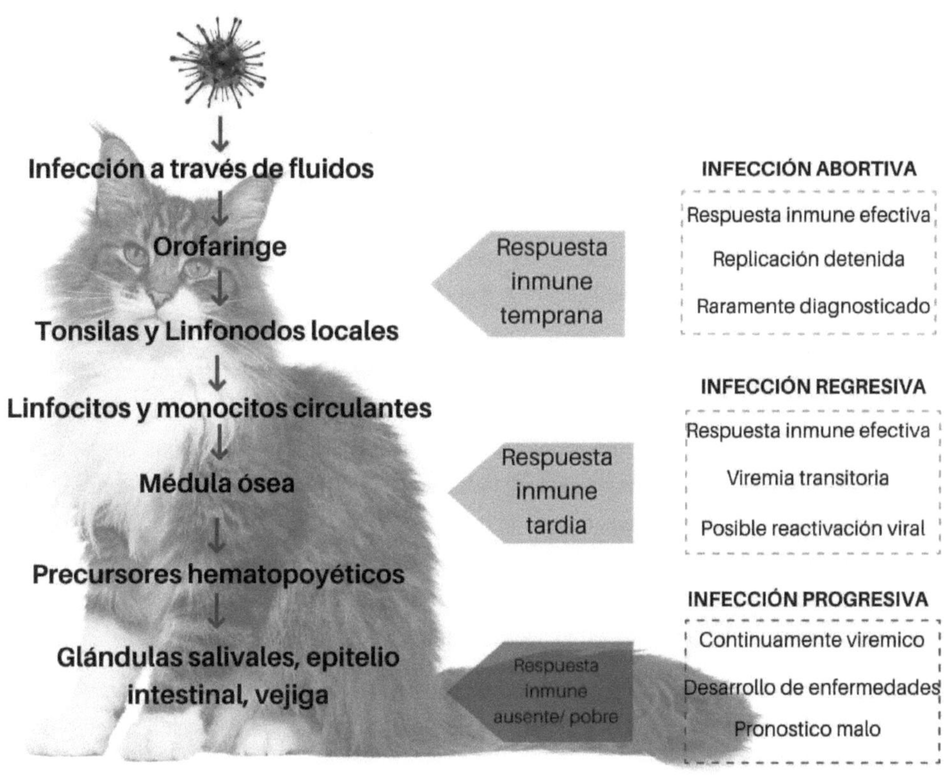

Figura 4. Los resultados de la exposición están influidos en gran medida por la respuesta inmune a la infección. La infección abortiva es el resultado de una baja dosis de exposición al FeLV o de una respuesta inmunitaria eficaz y específica al principio de la infección. La infección regresiva es el resultado de una respuesta inmune efectiva más tarde en la infección, ya sea justo antes o justo después de la infiltración de la médula ósea. Los gatos con infección regresiva son transitoriamente antigénicos y virémicos. Tras semanas o meses, la viremia se controla y estos gatos se convierten en "no virémicos". La infección progresiva es el resultado de una respuesta inmunitaria deficiente. Los gatos con infección

progresiva son continuamente virémicos y tienen un mal pronóstico, desarrollando enfermedades asociadas al FeLV y suelen tener una vida limitada (Yasmin et al., 2021).

Los gatos con **Infección progresiva** presentan la infección en la médula ósea, esto provoca una viremia persistente, donde los granulocitos, plaquetas, linfocitos y monocitos de la sangre periférica están infectados por el virus. Esta infección se caracteriza por una viremia/antigenemia persistente que no es controlada eficazmente al inicio y una ausencia de la respuesta inmunitaria especifica al FeLV, por lo que el virus infecta de forma permanente y el gato continúa siendo infeccioso, presentan una viremia persistente, el antígeno p27 se encuentra en sangre y no tienen ni anticuerpos neutralizantes del virus ni altos niveles de linfocitos citotóxicos específicos del FeLV. Estos por lo general desarrollan enfermedades potencialmente mortales asociadas al FeLV a veces en unos meses, sin embargo muchos de estos gatos con los cuidados adecuados pueden tener calidad de vida y vivir durante muchos años, se estima que el menos el 30% de los gatos expuestos al FeLV desarrollan la infección progresiva y enfermedades asociadas al virus, y el 60% desarrollan una respuesta inmunitaria efectiva y duradera por lo que se logra una infección regresiva (Hofmann-Lehmann & Hartmann, 2020; Hoover et al., 2005; Murphy, 2016).

La **infección regresiva** se desarrolla debido a una respuesta inmunológica efectiva donde el gato se ha recuperado de la viremia primaria y la replicación viral fue contenida antes o poco después de la infección de médula ósea, estos gatos tampoco suelen desarrollar enfermedades relacionadas con FeLV (Hartmann, 2012a; Hofmann-Lehmann & Hartmann, 2020). La desaparición de la viremia se debe a una respuesta inmunológica eficaz, donde los gatos producen anticuerpos neutralizantes y linfocitos T citotóxicos FeLV específicos (CTL), se cree que esto es fundamental para inmunidad, ya que las células infectadas son eliminadas mediante la actividad del CTL (Argyl et al., 2001). La eliminación de la antigenemia se puede observar en el plazo de 1 a 12 semanas, llegando a 40 semanas, y en casos raros puede tardar meses, pero la probabilidad de eliminación de la viremia disminuye con el tiempo. La mayoría de los gatos con infección regresiva no desarrollan la infección en médula ósea, por lo que ocasionalmente linfocitos y monocitos son provirus positivos y no es común detectarse el RNA viral en sangre periférica, sin embargo, como ya se comentó anteriormente la probabilidad de eliminación de la viremia disminuye con el tiempo, hay reportes que indican que si la viremia persiste más de tres semanas la médula ósea corre riego de infectarse y con ella los precursores hematopoyéticos, por lo que granulocitos y plaquetas infectadas pueden circular en el cuerpo, pero un pequeño porcentaje de estos gatos son capaces de eliminar la viremia sin eliminar completamente el virus, los ensayos con PCR con alta sensibilidad demuestran la presencia del provirus en leucocitos de la sangre y tejidos, y se ha denominado "infección latente" la cual se define por la presencia de provirus en el genoma sin la producción de la proteína del virus, esto se debe a que durante la división celular el DNA proviral se replica y la información se da a las células hijas, por lo que linajes celulares completos puede contener DNA proviral, pero este último no se traduce en proteínas y no se producen partículas virales infecciosas, por lo que los gatos con infección regresiva no son infecciosos y suelen tener resultados negativos en las pruebas que detectan el antígeno del FeLV; sin embargo, ya que el DNA proviral está aún presente en las células del gato, hay riesgo de reactivación si existe inmunosupresión, ya que el sistema inmunitario sólo mantiene el virus bajo control y no lo elimina por completo, por lo que si no es capaz de reprimir la replicación viral y la viremia reaparece, el gato puede excretar el virus y desarrollar las enfermedades asociadas al FeLV (Hartmann, 2012a; Hofmann-Lehmann & Hartmann, 2020; Murphy, 2016).

La **Infección abortiva** se presenta cuando un gato tiene un bajo nivel de exposición al virus, por ejemplo, en la transmisión indirecta con heces contaminadas y presenta una fuerte inmunidad anti FeLV, estos gatos pueden evitar la replicación viral mediante la respuesta humoral y celular efectiva y presentan altos niveles de anticuerpos neutralizantes, por lo que nunca se vuelven virémicos (Hartmann, 2012a; Hofmann-Lehmann & Hartmann, 2020).

Durante **infección focal o atípica** los gatos son antígeno p27 positivo, pero no hay aislamiento del virus infeccioso por lo que son gatos que presentan antigenemia con ausencia de virus replicante, esta condición puede persistir durante años ya que el sistema inmunitario del gato mantiene la replicación del virus retenida en tejidos como el bazo, ganglios linfáticos, intestino delgado, tracto urinario, ojos o glándula mamaria. Esta infección puede dar resultados confusos en las pruebas FeLV, ya que pueden alternar resultados negativos y positivos, y ha sido reportada en hasta el 10% de los gatos infectados naturalmente, existe el caso de una hembra que tuvo resultado negativo a la prueba de antígeno p27, sin embargo, el virus fue retenido en glándula mamaria y trasmitió el virus a los cachorros mediante la leche (Cattori et al., 2007b; Hartmann, 2012a; Hofmann-Lehmann & Hartmann, 2020; Murphy, 2016).

La variedad de cursos de la infección nos demuestra que hay diferencias en la forma en que responden los gatos inmunológicamente al FeLV.

6.7.   RESPUESTA INMUNE AL VIRUS DE FeLV

El control de las infecciones virales por el hospedero implica a la respuesta innata como la adaptativa. La primera está mediada principalmente por interferones de tipo I (IFN-I), macrófagos/monocitos y respuesta de las células NK. La respuesta inmune adaptativa está mediada por células T y B, después de que la infección primaria se haya resuelto, desarrollando así el componente duradero de memoria inmunológica, es decir la producción de anticuerpos. La magnitud y calidad de la respuesta inmune innata está íntimamente involucrada en la subsiguiente respuesta primaria adaptativa, que a su vez determina la magnitud y calidad de la respuesta de memoria (Alsharifi et al., 2008).

La inmunidad es un determinante importante del resultado de las infecciones por FeLV en los gatos (Jarret & Russell, 1978). Aunque el resultado depende principalmente del estado inmunológico y etario del gato, también se ve afectado por la patogenicidad del virus, la presión de la infección y la concentración del virus. El resultado de la infección también depende de la variación genética del virus y de la población de gatos en la que se ubica naturalmente. Se demostró que las cepas del FeLV aumentan la eficacia de la unión a los receptores, estudios longitudinales[5] mostraron ciertas mutaciones que provocaban el inicio de la

---

[5] El estudio longitudinal implica la existencia de medidas repetidas (más de dos) a lo largo de un seguimiento. Sería pues un subtipo de estudio de cohortes (grupo de individuos que comparten una característica común) que permite inferencias a nivel individual y analizar cambios en diferentes variables (exposiciones y efectos) y transiciones entre diferentes estados de salud Delgado Rodríguez, M., & Llorca

enfermedad más rápido y sustituciones en determinados genes alteraban el resultado de la infección, lo que sugirió que distintos genes LTR y de superficie (SU) intervienen en la patogénesis (Hartman & Sykes, 2014).

 La interacción del hospedero con el virus durante las primeras 4 semanas puede resultar en: **a)** la incapacidad de la respuesta inmunológica del hospedador para contener la replicación viral en los linfonodos, los epitelios y las células precursoras de la médula ósea o **b)** una respuesta inmunológica satisfactoria que da lugar a la reducción de la replicación viral (Hoover et al., 2005).

Las infecciones retrovirales alteran los mecanismos de defensa, permitiendo que se presenten infecciones secundarias. Hasta donde sabemos, hay cuatro mecanismos por los cuales el FeLV puede provocar enfermedades inmunopatológicas. Primero, El FeLV infecta células de división rápida (timo, linfonodos, bazo, médula ósea y macrófagos), provocando la diminución de la cantidad de células debido a su destrucción, o el FeLV altera su funcionamiento, se ha demostrado que la proteína de envoltura p15 anula la blastogénesis de los linfocitos felinos in *vitro*. En segundo lugar, la reacción de los anticuerpos a los antígenos de la membrana de los linfocitos, neutrófilos y macrófagos. Tercero, los gatos con infección persistente presentan un suministro continuo de antígenos de FeLV, por lo que la formación de complejos inmunes derivaría en el desarrollo de enfermedades debido a estas. Finalmente, la transformación inducida por el FeLV resulta en la expresión de FOCMA en la membrana de los linfocitos transformados y, si se produce el anticuerpo FOCMA, esas células pueden ser lisadas y provocar linfopenia (Hardy, 1982).

Díaz, J. (2004). Estudios longitudinales: concepto y particularidades. *Revista Española de Salud Pública, 78*(2), 141-148.

6.7.1. INMUNIDAD INNATA

La respuesta inmunológica inicial desempeña un papel esencial en la determinación del resultado de la infección viral, sin embargo el sistema inmunológico innato antiviral del gato sigue sin comprenderse bien, por lo que aún no está claro cómo es la respuesta inicial a la infección y como podría manipularse a favor del hospedero (Cattori et al., 2011).

La inmunidad innata engloba a los mecanismos de defensa que son inespecíficos, espontáneos y sin memoria. Estos podrían ser agrupados en tisulares (piel y mucosas), celulares (inflamación, fagocitosis, citotoxicidad celular) y moleculares (complemento, interferón, proteínas de fase aguda, etc.) (Montaraz C, 2012).

6.7.1.1. SISTEMA TEGUMENTARIO

El virus se ingiere o se inhala y se deposita en las mucosas de la faringe oral y nasal (amígdalas), se adhiere, infecta y replica localmente en las células epiteliales de la mucosa, en los linfocitos y macrófagos asociados a la mucosa (MALT), aún no se sabe cómo el virus penetra en la capa de moco para acceder a las células epiteliales de la mucosa o si los macrófagos de la mucosa y/o las células dendríticas están implicados en la infección. Los subgrupos del virus usan glicoproteínas de envoltura, probablemente glicoproteína de superficie (SU) y la proteína transmembrana (TM), para adherirse a los receptores y entrar en los linfocitos T, otros linfocitos, y las células epiteliales de la mucosa (Horzinek, 1988; Zachary, 2017).

Las células infectadas se propagan mediante el tráfico de leucocitos y macrófagos a través de los vasos linfáticos a los linfocitos faríngeos regionales, donde se replica e infecta a otros linfocitos y macrófagos. Se sospecha que los linfocitos B son las células primarias utilizadas para propagar el virus mediante el tráfico de leucocitos, mientras que los linfocitos T parecen ser la célula blanco principal para la infección. Una vez infectados los linfonodos regionales, el virus se propaga en los linfocitos B mediante el tráfico leucocitario al sistema circulatorio, a través de las venas postcapilares o los vasos linfáticos y el conducto torácico a los ganglios linfáticos y los órganos linfoides, como el bazo y las placas de Peyer. El FeLV se replica en las células que se dividen rápidamente como células de la cripta del epitelio intestinal y células B del centro germinal, y si la respuesta inmunológica no interviene después de la infección inicial, el FeLV se propaga a los tejidos epiteliales y glandulares de todo el organismo, que normalmente incluyen el tejido salival, amigdalino, faríngeo, vejiga, gástrico, intestinal, pancreático, endometrial y endotelial, propagándose a la médula ósea e infectando las células precursoras hematopoyéticas (**Figura 5**), una vez que las células madre hematológicas e inmunes se infectan, la eliminación del virus es imposible (Hardy, 1982; Hause et al., 1979; Zachary, 2017).

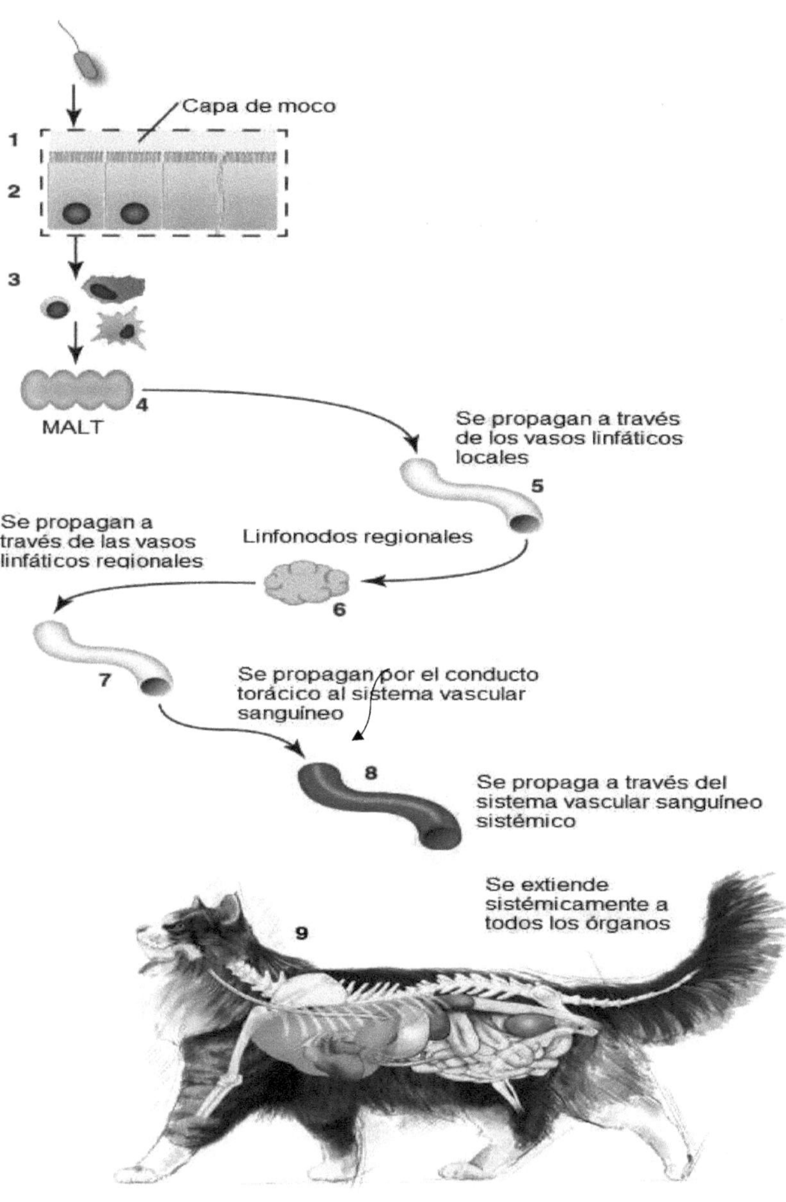

Capa de moco
1
2
3
MALT
4
Se propagan a través
de los vasos linfáticos
locales
5
Se propagan a
través de las vasos
linfáticos regionales
Linfonodos regionales
6
7
Se propagan por el conducto
torácico al sistema vascular
sanguíneo
8
Se propaga a través del
sistema vascular sanguíneo
sistémico
Se extiende
sistémicamente a
todos los órganos
9

6.7.1.2. TRACTO DIGESTIVO

El FeLV se ha asociado a linfoma alimentario el cual es común en gatos mayores de 8 años, se produce a partir de células B de la lámina propia en cualquier parte del tracto gastrointestinal o linfonodos mesentéricos, los signos clínicos suelen ser tumores palpables y signos gastroentéricos como vómitos, diarrea o estreñimiento, además de pérdida de peso (Cotter, 1992; Essex et al., 1981; Hardy, 1981).

Además del linfoma alimentario, también se ha descrito el "Síndrome similar a la panleucopenia felina (FPLS)" o "Enteritis asociada al FeLV (FAE)". Se ha reportado la erosión de las vellosidades del intestino delgado lo que provoca diarrea, vómitos y anorexia, dando oportunidad a infecciones secundarias y otros signos como ulceración oral o gingivitis; durante la infección se encontraron proteínas gp70 y p15E del FeLV en las células epiteliales de la cripta intestinal (**Fig.6, 7 y 8**), por lo que se sugiere que esta es la causa del desarrollo de la signología entérica, también se ha descrito que en la infiltración de la mucosa intestinal predomina los linfocitos T, principalmente los CD8+, lo que apunta una respuesta local citotóxica de las células T en el FAE. Otros hallazgos son la médula ósea aplásica con una reducción de los granulocitos que ocasiona neutropenia, depleción linfática, necrosis hemorrágica de linfonodos mesentéricos, cecales, colónicos y sublumbares, sin embargo, otros autores mencionan que los tejidos linfoides están inalterados o incluso hiperplásicos ya que se ha observado que los gatos que no muestran cambios en los enterocitos presentan una actividad variable del tejido linfoide y una tendencia al aumento de la actividad de la médula ósea, ya que en algunos gatos con FAE, la actividad de la médula ósea era normal y el tejido linfoide no presentaba alteraciones o estaba hiperplásico, esto también se ha observado en fases iniciales de la infección experimental con variantes de FeLV-FAIDS, el cual se cree que podría ser la causa de FAE, sin embargo, aunque se puede observar una replicación viral en los tejidos linfoides de los gatos con FeLV-FAIDS y FAE, aun no hay evidencia de que FeLV tenga un efecto citopático en las células linfoides y hematopoyéticas (Grant et al., 2000; Hardy, 1982; Hartmann, 2012a; Jackson et al., 2001; Reinacher, 1989).

Mediante la técnica de inmunofluorescencia y microscopia electrónica se ha detectado la presencia del virus de la panleucopenia felina (FPV) en el intestino de gatos que murieron después de ser infectados por FeLV a pesar de ser negativos en pruebas de antígeno de FPV, por lo que no está claro si el síndrome podría estar causado por una coinfección con el FPV o por el propio FeLV, ya que durante otros estudios donde los gatos fueron infectados experimentalmente con el FeLV-FAIDS se observó la proliferación del antígeno del FeLV dentro de los enterocitos, provocando signología similar al FAE, lo que sugiere que desarrollo del FPLS y/o FAE puede depender de la cepa del FeLV (Hartmann, 2012a; Hartmann, 2014).

Figura 6. FAE en yeyuno. a. Alteraciones moderadas en células epiteliales, degeneración de células epiteliales de cripta intestinal (flecha). Infiltración mononuclear moderada de la mucosa. **b.** Alteraciones graves de las células epiteliales de las criptas. Las criptas presentan epitelio aplanado y células degeneradas intraluminales. Infiltración mononuclear moderada de la mucosa

(Grant et al., 2000).

a.   b.

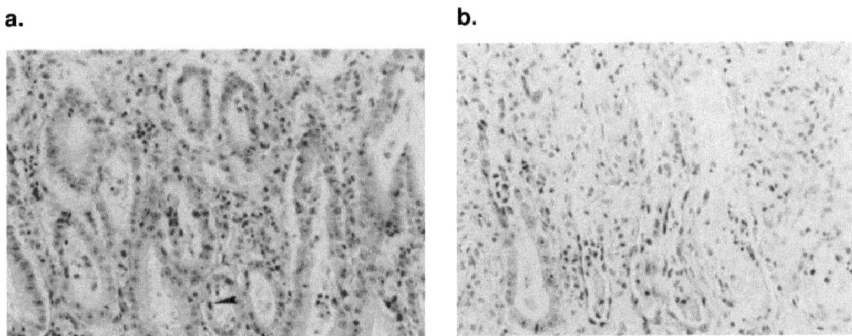

Figura 7. FAE Yeyuno de gato, Expresión de antígenos del FeLV en células epiteliales. a. Tinción citoplasmática de muchas células epiteliales de la cripta para gp70. Células infiltrantes aisladas en la mucosa (flecha). **b.** Tinción citoplasmática moderada de muchas células epiteliales de la cripta para p27 (Grant et al., 2000).

a.   b.   c.

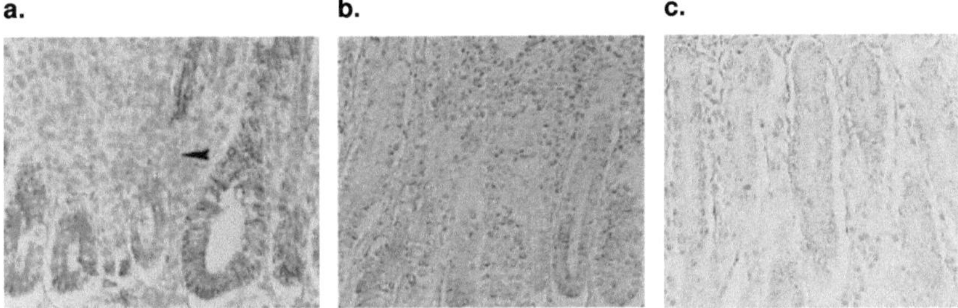

Figura 8. Gato positivo al FeLV sin alteraciones intestinales. a. Tinción citoplasmática leve a moderada de numerosas células epiteliales de criptas para gp70. **b.** Las células epiteliales de la cripta y las células infiltrantes de la mucosa son p15E negativas. **c.** Tinción citoplasmática fuertemente positiva de muchas células epiteliales de la cripta para gp70 (Grant et al., 2000).

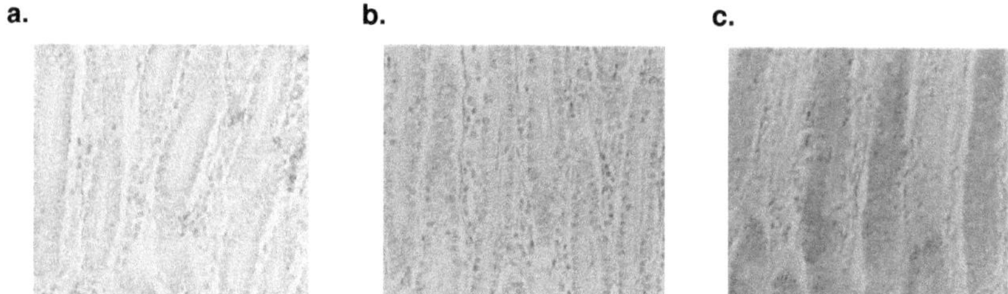

6.7.1.3. TRACTO RESPIRATORIO

Es bien sabido que los gatos positivos a FeLV son susceptibles a enfermedades secundarias debido a la inmunosupresión, se han descrito enfermedades inflamatorias del tracto respiratorio como rinitis, gripe felina, neumonía o pleuritis en el 10% de los gatos con FeLV persistente, otra enfermedad documentada es la esporotricosis provocada por el honrgo *Sporotrix schenckii,* en un estudio el 22% de 142 gatos analizados estaban coinfectados, la esporotricosis suele ocasionar signos respiratorios y lesiones cutáneas (Reinacher, 1989; Schubach et al., 2004).

Los linfomas nasales o nasofaríngeos no son comunes y suelen ser el 1% de todos los tumores felinos, pero es común observarlos en gatos machos, ya que debido a su comportamiento territorial se cree que la transmisión del FeLV puede ser más eficaz. En general este tipo de linfoma suele originarse en tracto respiratorio superior (TRS), mayormente en nariz, el 10% en nasofaringe y el 8% en ambas partes anatómicas. En un estudio donde se realizaron 164 biopsias de linfomas de TRS, en 21 linfomas se detectó el antígeno p27 y gp70 (Avallone et al., 2015). El linfoma mediastínico también se ha reportado en gatos jóvenes y positivos a FeLV, presentan disnea, tos o regurgitación, esto debido al agrandamiento de los ganglios linfáticos mediastínicos, el pronóstico de estos gatos es malo y suelen vivir de 3 a 4 meses (Couto, 2000).

Otro tipo de tumor poco común descrito en cavidad nasal es el estesioneuroblastoma o neuroblastoma olfatorio felino espontáneo, se origina en el neuroectodermo, es un tumor muy invasivo y altamente metastásico, los signos clínicos además de secreción nasal y estornudo pueden ser de tipo neurológico, como caminar en círculos, ataxia, cambios de comportamiento y paresia, esto puede deberse a que el tumor invade el sistema nervioso central (SNC), en estos tumores se han encontrado partículas de FeLV, por lo que se sugiere que el virus puede provocarlo (Higgins et al., 1990; Malinowski, 2006).

6.7.1.4. TRACTO REPRODUCTOR

Hay reportes de la transmisión del FeLV mediante la orina, leche, semen, fluidos vaginales y placenta (Palmero & Carballés Pérez, 2010). Una madre infectada puede transmitir el virus al feto o recién nacido vía transplacentaria y calostro, experimentalmente se ha demostrado que el FeLV provoca la muerte fetal, resorción, involución placentaria y aborto en el segundo trimestre, y aunque aún se desconoce el mecanismo por el cual el FeLV provoca la muerte en los fetos, se ha descrito un síndrome similar en hembras de ratón infectadas con leucemia viral murina (MuLV), el cual provoca la muerte fetal ya que el provirus MuLV se inserta en el gen del colágeno alfa de los embriones e impide la síntesis de colágeno, ocasionando que los vasos sanguíneos y tejidos conectivos se debiliten provocando una hemorragia fatal, por lo que el FeLV podría causar la muerte fetal por un cuadro similar (Hardy, 1993).

Los gatos tienen una placenta endoteliocorial la cual es una barrera que impide el paso de las inmunoglobulinas maternas al feto, por lo que un 5-10% de los anticuerpos derivados de la madre (MDA) se transmiten durante la gestación a los fetos, sin embargo, se ha observado la replicación del FeLV en células hematopoyéticas fetales y no en la placenta, lo que sugiere que la respuesta materna anti-FeLV no detuvo el paso del virus (Frymus, 2017; Rojko et al., 1982; Schultz et al., 1974; Scott et al., 1970).

Las gatas con infección regresiva pueden tener gatitos vivos incluso después de haber abortado camadas anteriores, pero estos gatitos presentaran infecciones congénitas o perinatales por FeLV, (Hardy, 1993). En las gatas con infección latente (ELISA negativo) puede reactivarse el virus durante la gestación y ser contagiosas, o el virus puede permanecer exclusivamente en la glándula mamaria (infección focal) y los gatitos se infectarán a través de la lactancia (Palmero & Carballés Pérez, 2010).

Aunque en FeLV no se ha documentado, durante la infección por FIV se ha aislado el virus en lavados vaginales de hembras gestantes, los gatitos nacidos de estas hembras han presentado el virus al nacer y otros a los 6 meses después, por lo que se teoriza que estos últimos se infectaron al finalizar la gestación o durante el parto, se cree que algo similar ocurre con el FeLV (O'Neil et al., 1996).

Se ha aislado el virus FeLV en el semen de gatos infectados aguda y crónicamente, por lo que las hembras podrían infectarse después de ser inseminadas mediante laparoscopia, sin embargo se desconoce con que frecuencia los gatos en vida libre puedan infectarse vía seminal, pero se cree que es baja (Hartmann, 2012b; Heredia, 2019).

6.7.1.5. FACTORES FÍSICOS Y QUÍMICOS

6.7.1.5.1. PIEL

El FeLV puede provocar tumores cutáneos como linfomas y fibrosarcomas, y otros signos clínicos como pioderma, dermatofitosis, demodicosis y dermatitis por Malassezia, así como mala cicatrización de las heridas, seborrea y prurito generalizado; el FeLV también se ha asociado con dos síndromes diferentes en piel, los cuernos cutáneos (**Fig. 9**) y la dermatosis de células gigantes; los cuernos cutáneos son una hiperplasia benigna de queratinocitos que se ha descrito en gatos con FeLV (Favrot et al., 2005; Hartmann, 2012a; Nagata & Rosenkrantz, 2013).

Por lo general la dermatosis de células escamosas puede generar costras, alopecia, comezón en el área de cara y cuello u otros signos como lesiones vesiculares y ulcerosas en las almohadillas y mucosas o en otras partes del cuerpo (**Fig. 10**), que no responden al tratamiento con antibióticos y corticosteroides, presentan un pronóstico malo y suelen morir días o semanas después de iniciado el cuadro; tienen resultados negativos en raspados a parásitos y hongos, pero son ELISA positivo y en el análisis inmunohistoquímico de las lesiones dérmicas se observan células epiteliales, folículos capilares, glándulas sebáceas y linfocitos en los infiltrados dérmicos expresando proteínas virales (**Fig. 11**); en la histología se puede observar dermatitis ulcerativa con foliculitis, queratinocitos disqueratósicos y la formación de sincitios dentro de la epidermis y las glándulas sebáceas (**Fig.12**), formación de células gigantes de tipo sincitial con hasta 30 núcleos y abundante citoplasma; por lo que las lesiones necróticas de erosión y ulceración son resultado de perdida de integridad de la epidermis provocado por la formación de células gigantes y disqueratosis. Se ha demostrado que las variantes del FeLV presentan diversos efectos patógenos y citopáticos, por lo que es posible que la dermatosis de células gigantes inducida por el FeLV sean el resultado de una variante viral específica y probablemente rara (Favrot et al., 2005; Gross et al., 1993).

Los linfomas cutáneos en gatos son raros y suelen aparecer en los gatos viejos con serología negativa a FeLV, pero recientemente se ha demostrado el genoma viral y antígenos en las células neoplásicas de este tipo linfoma por lo que se sugiere una infección focal, la inmunohistoquímica no se hace de forma rutinaria en estos tumores por lo que se desconoce con qué frecuencia el FeLV podría ser el causante (Favrot et al., 2005).

Figura 9. Cuernos cutáneos. a. en el área dorsolumbar de un gato (Rees & Goldschmidt, 1998) y en **b.** almohadillas palmares de un gato persa (Souza et al., 2010).

a.   **b.**

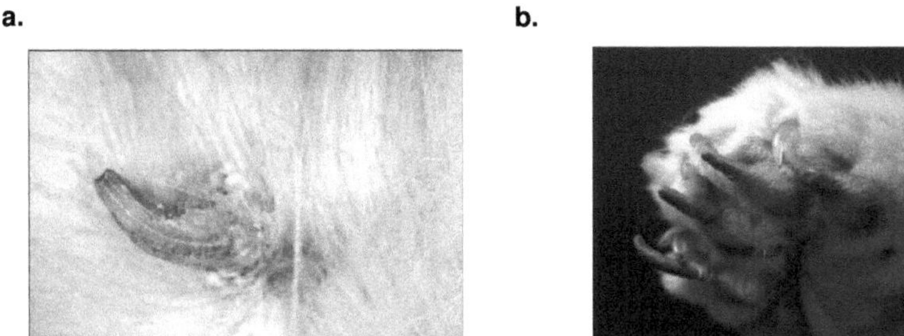

Figura 10. Lesiones ulcerativas. a. Lesión en cara de gato ELISA (+) a FeLV y **b.** lesión en carpo de gato ELISA (-) a FeLV, pero en la inmunohistoquímica se observó expresión de proteínas virales (Favrot et al., 2005).

a.   **b.**

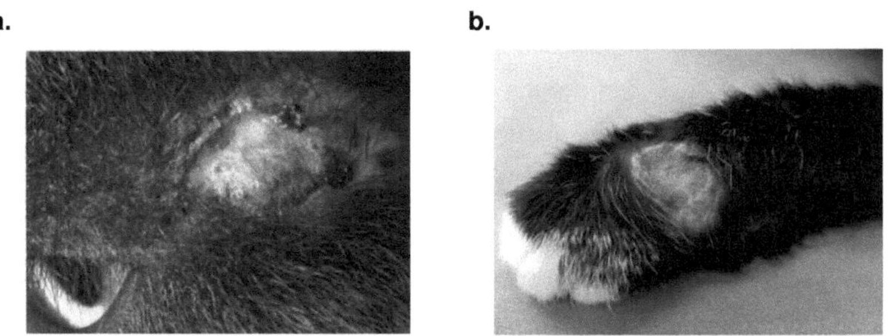

Figura 11. Inmunohistoquímica. a. Las células epiteliales expresando el antígeno FeLV gp70 (flechas). **b.** Las células neoplásicas (cabeza de flecha) y los queratinocitos epidérmicos (flecha) expresan antígenos del FeLV (Favrot et al., 2005).

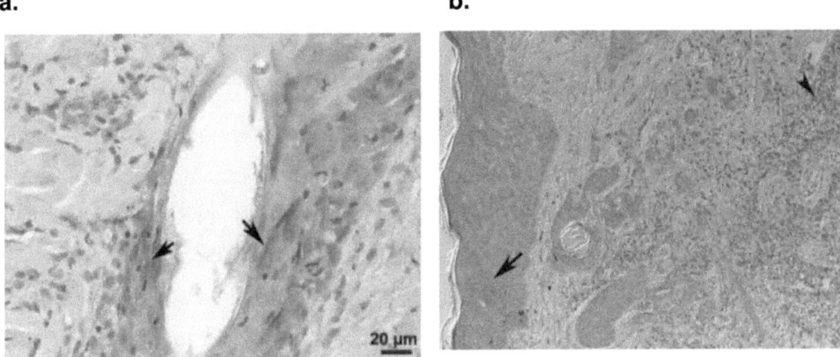

Figura 12. Histología de lesiones en piel. a. Foliculitis (flecha roja) y formación de sincitio (flecha negra) de las células epiteliales de un folículo piloso. **b.** Glándulas sebáceas con formación de sincitio (flecha negra) en las células epiteliales (Favrot et al., 2005)

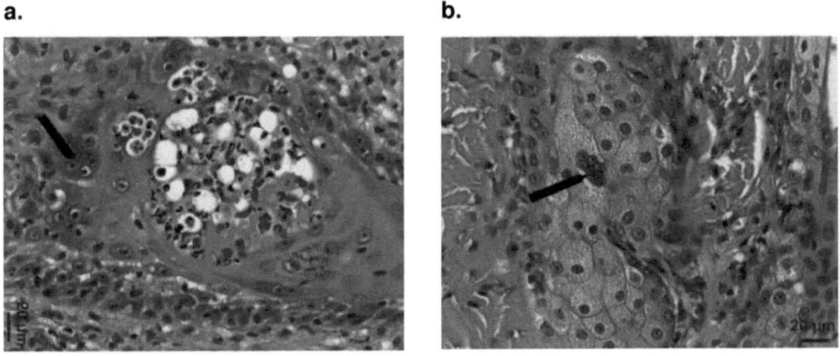

6.7.1.5.2.   OJO

Se ha mencionado que una causa común de la uveítis es el FeLV, el virus puede provocar linfosarcoma y se considera que la úvea es el sitio primario de metástasis debido a que los linfocitos transformados invaden el globo ocular a través de la úvea y provocan una uveítis (**Fig.13**), esto provocara engrosamiento y distorsión del iris, otros signos pueden ser iridociclitis, hipopion, hipema, sinequias posteriores adherencias del iris al cristalino (**Fig. 14 y 15**), glaucoma secundario provocado por la infiltración y obstrucción del ángulo iridocorneal por células tumorales, coriorretinitis, síndrome de pupila espástica (**Fig. 16**), desprendimiento de retina o masas coriorretinianas; otros signos oculares pueden incluir queratitis, masas orbitarias, en párpados, membrana nictitante y subconjuntival, y tumores en la cámara anterior y en la úvea anterior, por ejemplo, nódulos iridales (**Fig. 17**) y masas blanco-rosadas en la cámara anterior o adheridas a la iris anterior (Aroch et al., 2008; Colitz, 2005; Quiroz, 2019).

También se han descrito signos neurológicos con presentación oftálmica como anisocoria, midriasis, ceguera central o síndrome de Horner en gatos infectados con FeLV, la mayoría de estos signos son provocados por linfoma e infiltraciones linfocíticas en cerebro o médula espinal, ya sea por compresión o por la neurotoxicidad inducida por FeLV, esta neurotoxicidad puede deberse a que las glicoproteínas de envoltura del FeLV pueden producir aumento del calcio intracelular libre que provoca la muerte neuronal, esto también se ha descrito en humanos infectados por VIH. También se descubrió que un polipéptido de la envoltura del FeLV causa neurotoxicidad y se observó que el FeLV-C era significativamente más neurotóxico que el mismo péptido derivado de una del subtipo FeLV-A (Hartmann, 2012a).

Figura 13. a. Uveitis bilateral en gato con linfadenomegalia generalizada positivo a FeLV. **b.** Globo ocular derecho del mismo gato donde se observa abundante secreción mucopurulenta, hiperemia en conjuntiva, edema corneal difuso, hiperemia con irregularidades de la superficie del iris y una miosis persistente (Quiroz, 2019)

a.

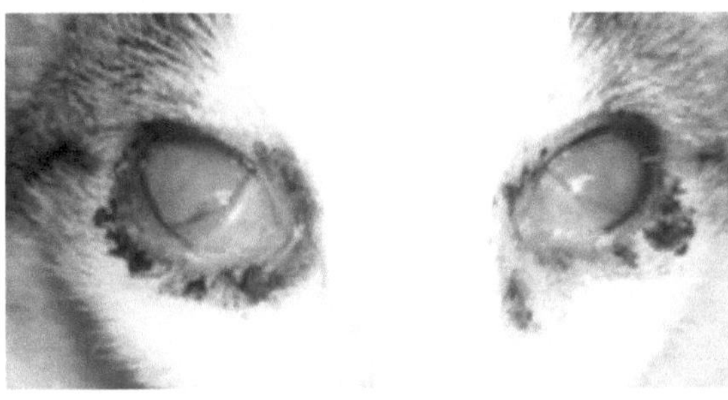

b.

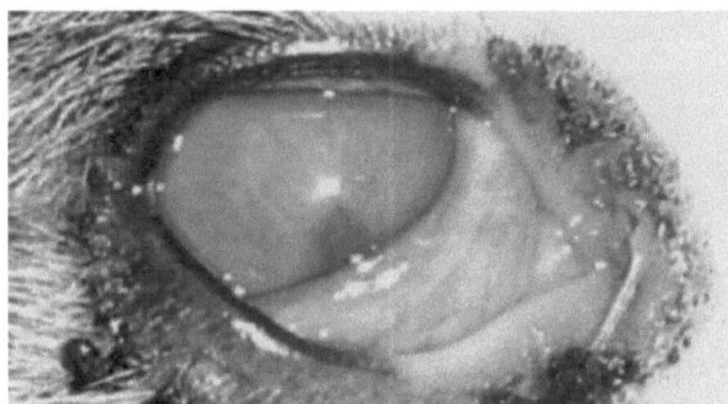

Figura 14. Globo ocular derecho de gato con uveitis. Se observa hiperemia del iris y pupila con discoria debido a sinequias posteriores, también se observa hipema (Quiroz, 2019)

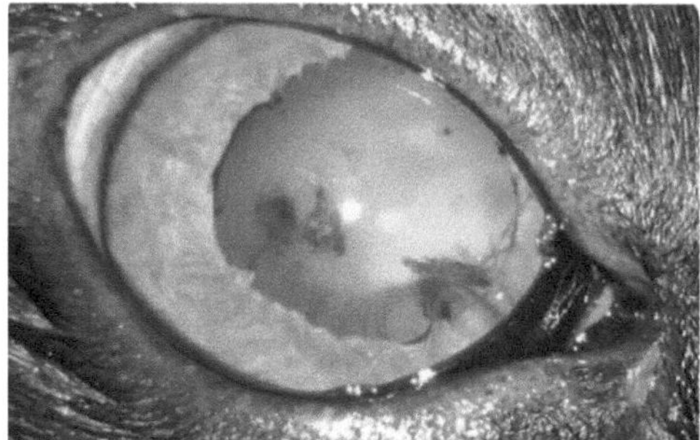

Figura 15. En el ojo derecho se aprecian precipitados queráticos mientras que en el ojo izquierdo se identifica un hipema que bloquea el reflejo del tapetum lucidum (Quiroz, 2019).

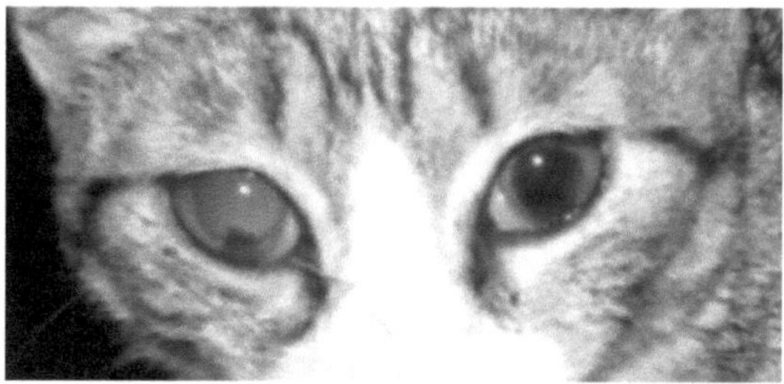

Figura 16. Síndrome de pupila espástica. Anisocoria debido a una miasis del ojo derecho que persistía en condiciones de obscuridad (Quiroz, 2019).

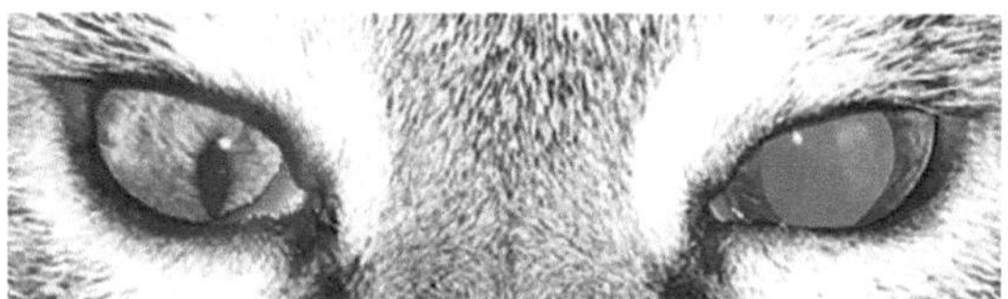

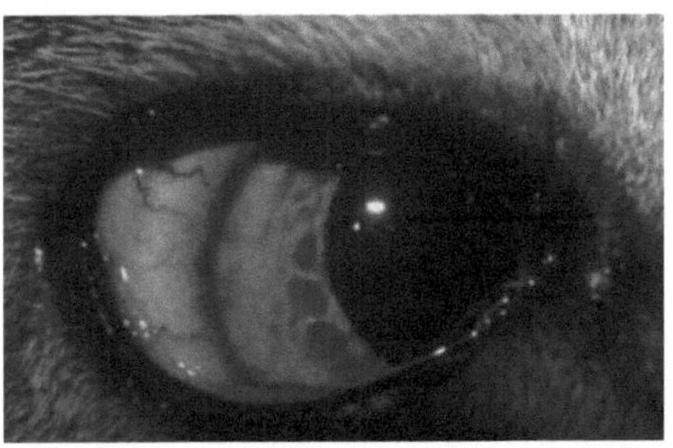

6.7.1.5.3. APARATO GENITOURINARIO

El virus FeLV se ha recuperado de orina y el epitelio de la vejiga; y también se ha descrito el linfoma multicéntrico en riñones y otras afecciones en riñón asociados al FeLV (Hardy, 1981; Jarrett et al., 1973).

Los gatos infectados con FIV o FeLV tienen más probabilidades de ser diagnosticados con glomerulonefritis por complejo inmunológico (immune-complex glomerulonephritis, ICGN), especialmente los que presentan neoplasias hematopoyéticas inducidas por FeLV; este daño glomerular puede deberse a que el FeLV produce continuamente antígenos virales, estos más los anticuerpos del hospedero causa la formación de complejos inmunes y su deposición, los complejos inmunes están formados de partículas de virus enteras, proteínas gp70, p27, o p15E, acoplados a la fracción IgG (Glick et al., 1978; Hartmann, 2012a; Rossi et al., 2019; Tuomari et al., 1984).

6.7.1.5.4. GLÁNDULA MAMARIA

Como se habló en capítulos anteriores, el FeLV puede quedarse secuestrado en algunas partes del cuerpo, hay reportes de hembras con reactivación mamaria focal, estas secretan el virus infeccioso en la leche, por lo que es posible que los cachorros puedan infectarse por esta vía, los primeros días no se detecta el antígeno viral ni el virus infeccioso en sangre, tampoco se ha encontrado en cultivos de medula ósea, sin embargo 45 días después que los anticuerpos neutralizantes del FeLV adquiridos pasivamente por el calostro, disminuyen, los cachorros pueden presentar viremia, por lo que los cachorros pueden desarrollar la infección 7 semanas después del nacimiento o 2 semanas después del destete. Aunque todavía se desconoce con exactitud como es que el virus penetra a través de las mucosas, se teoriza que podría entrar a través de lesiones en las membranas mucosas, también se opina que el virus puede interactuar con las células dendríticas de la mucosa o con las células M intestinales, las cuales se cree que median la infección de los linfocitos T con los retrovirus; por último, el virus podría cruzar el epitelio gastrointestinal antes de que se produzca el cierre fisiológico del intestino del neonato; es posible que estas rutas puedan ser usadas por el FeLV y el VIH durante el período postnatal (Hardy, 1993; Hardy et al., 1976; Hartmann, 1998; Pacitti et al., 1986; Sellon et al., 1994).

6.7.1.6. FACTORES MOLECULARES

6.7.1.6.1.1. INFLAMACIÓN

Los macrófagos de la médula ósea desempeñan un papel importante en la regulación de la hematopoyesis al sintetizar una serie de citocinas estimulantes e inhibidoras. Las infecciones víricas en los macrófagos pueden estimular la liberación de diversas citocinas, como la prostaglandina E-2, la interleucina-6 (IL-6) y el factor de necrosis tumoral α (TNFα) (Khan et al., 1993).

La infección por FeLV produce una alteración en la red de citocinas, se ha reportado que los retrovirus felinos alteran los niveles de RNAm de las citocinas (virocinas), estos cambios pueden resultar en alteraciones específicas de la función celular y contribuir a la patogénesis retroviral, estas observaciones infieren que los patrones alterados de expresión de citocinas desempeñan un papel causal en las reacciones inflamatorias tisulares perjudiciales y/o en las respuestas inmunitarias sistémicas ineficaces; se han descrito en algunos gatos el incremento de TNFα y la disminución de IL-2 e IL-4 (Hartmann, 2014; Linenberger & Deng, 1999).

6.7.1.6.1.2. CITOCINAS PROINFLAMATORIAS (IL-1,6, FACTOR DE NECROSIS TUMORAL α)

El TNFα es una citocina que participa en la regulación de la inflamación, la reacción inmunitaria y la eritropoyesis; es sintetizado principalmente por macrófagos activados, monocitos y por otras células del sistema inmunitario. Aunque su función exacta no se conoce, se sabe que es el principal mediador del choque séptico y que es responsable de la caquexia en las enfermedades crónicas ya que suprime la lipoproteína lipasa en los adipocitos *in vitro*, debido a que actúa como el principal mediador en la patogénesis de la infección, la lesión tisular y la inflamación (Goh, 1990; Odeh, 1990). El aumento de la producción de TNFα se ha asociado a las infecciones retrovirales, como el *Virus de la inmunodeficiencia humana* (VIH) y el *Virus de la inmunodeficiencia del simio* (VIS) (Khan et al., 1993).

Los macrófagos son células diana para el FeLV C, ya que se ha observado que este subtipo se expresa mayormente en los macrófagos a diferencia del FeLV A. Los macrófagos infectados por el FeLV C producen mayores cantidades de TNFα, sobretodo en cultivos de fibroblastos y macrófagos de médula ósea, aunque también se ha descrito un alto nivel de expresión del FeLV en macrófagos infectados por este subtipo, el cual se ha relacionado con los altos niveles de TNFα (Khan et al., 1993). Algo similar ocurre con el VIH, donde se demostró que el TNFα induce la expresión del VIH *in vitro* (Folks et al., 1989).

Las células de linfoma tímico infectadas por el FeLV C muestran un aumento de las proporciones de ácido palmítico, que se ha demostrado que potencia los efectos del TNF α (Bjerve et al., 1987). Las células eritroides infectadas por el FeLV C pueden adquirir una mayor susceptibilidad a los efectos inhibidores del TNFα a través de una mayor producción de palmitato y así, al suprimir los progenitores eritroides de la médula ósea de los gatos, el FeLV C podría inducir la aplasia eritroide (Khan et al., 1993).

Las disfunciones de los macrófagos, incluyendo defectos en la maduración de monocitos a macrófagos han sido reportadas en pacientes con VIH, donde el incremento del TNFα se ha relacionado con anemia y linfopenia, además de inhibir la diferenciación de las células B humanas, también se ha visto que en 50% de pacientes que desarrollaron SIDA, el TNFα está elevado en el suero (Kashiwa et al., 1987; Lähdevirta et al., 1988; Maury & Lähdevirta, 1990). A partir de estas y otras observaciones se propuso que el tratamiento de los pacientes con SIDA debería incluir antagonistas del TNFα (Lehmann et al., 1992).

Se ha sugerido que la IL-1 está implicada en la regulación de la producción de los progenitores eritroides humanos (Zucali et al., 1987) además la IL-1 potencia los efectos letales del TNFα. El TNFα y la IL-1 pueden ser liberados de forma coordinada por los macrófagos activados y uno puede inducir la producción del otro. Se ha evaluado el efecto inhibidor de la IL-1 sobre los progenitores eritroides felinos, donde en comparación con el TNFα, tiene un efecto leve sobre estos y un efecto moderado sobre los progenitores de fibroblastos (Khan, 1992).

6.7.1.6.1.3.   COMPLEMENTO

Se ha descrito que la incubación del suero felino con el virus FeLV purifcado, resulta en la activación del sistema del complemento por la vía clásica, esto es demostrado por el consumo de los componentes C1, C4, C2, C3 y, en menor medida. Existen factores que contribuyen a la alta incidencia de leucemia observada en gatos;tales como baja proporción de complemento hemolítico y títulos bajos de anticuerpos neutralizantes que reduzcan la actividad virolitica, por lo que se produce con relativa facilidad la infección horizontal por el FeLV en los gatos (Kobilinsky et al., 1980).

Los sueros de los primates, incluidos los humanos, lisan los retrovirus en ausencia aparente de anticuerpos como resultado de la activación del complemento. Por lo tanto, se ha sugerido que en los mamíferos superiores el complemento proporciona un mecanismo de defensa natural que inhibe o interfiere con la infección y replicación de los retrovirus. Además, se ha demostrado que la eficacia relativa de la virolisis mediada por el complemento se correlaciona con la filogenia de los primates (Sherwin et al., 1978; Welsh et al., 1976). Por el contrario, los sueros de mamíferos inferiores como los roedores son incapaces de lisar los retrovirus. La ineficacia de los sueros felinos para lisar el FeLV indica que esta especie también entra en esta última categoría (Kobilinsky et al., 1980).

6.7.1.6.1.4.   INTERFERÓN

Los interferones (INF) son citocinas con diferentes funciones biológicas y son clasificados en IFN de tipo I, II y III. Los IFN-I son producidos por células infectadas por virus y se les conoce como "INF virales", su inducción está regulada por la vía clásica y la de los receptores tipo Toll (TLR), tienen actividad antiviral no específica y participan en el mecanismo de defensa innato, además inducen enzimas que degradan RNA mensajero viral por lo que inhiben la replicación viral en células vecinas o de la célula que los produce, también inducen la apoptosis de células con daños genéticos o proliferación incontrolada y de células infectadas por virus, lo que limita la propagación de una célula a otra; se ha observado que el INF-I puede inhibir la liberación de partículas retrovirales, esto se logra al interferir en el procesamiento de las proteínas virales y su ensamblaje en viriones completos lo que produce partículas defectuosas de virus no infecciosas. El INF también puede ser un puente eficaz entre la inmunidad innata y adaptativa, ya que puede promover la diferenciación y la función de varios tipos de células inmunes como las células dendríticas (DC), NK, linfocitos B, T CD4+ y CD8+; además que el INF-I puede inducir respuestas antiproliferativas y antiinflamatorias, así como aumentar la expresión de las moléculas del CMH de clase I en todas las células lo que contribuye a la eliminación de las células infectadas (Akira & Uematsu, 2007; Ballesteros et al., 2011; Cattori et al., 2011; Collado et al., 2007; Collado et al., 2009; Montaraz C, 2012).

Existen diferentes tipos de INF-I, estos son son IFN-α, IFN-β, e IFN-ω, entre otros, y su fuente celular varia, el IFN-β es producido por varias células no hematopoyéticas, el IFN-α y el IFN-ω son producidos por células hematopoyéticas. Este último es secretado por leucocitos infectados por virus y tiene efectos antivirales, antiproliferativos e inmunomoduladores, interviene en la respuesta inespecífica basada en el aumento de la expresión de varias proteínas de fase aguda y moléculas del CMH-I; aumenta la regulación de la actividad fagocítica de los glóbulos rojos, los macrófagos, las células NK y disminuye la excreción viral recurrente (Chang et al., 2018; Krause et al., 2004; Sen, 2001)

El INF actualmente se utiliza como inmunoterapeutico en las infecciones retrovirales en medicina humana y felina. El IFN-α humano (HuINF-α) fue el primero en ser utilizado en gatos por sus propiedades antivirales y de modulación inmunitaria, sin embargo, los IFN´s son específicos de especie y los anticuerpos neutralizantes se desarrollan varias semanas después de iniciada la terapia y requieren dosis altas de INF para desarrollarse; por lo que esta terapia es ineficaz a largo plazo. Estos problemas pueden ser superados con la administración de un INF especifico de felinos (FeINF) (Ballesteros et al., 2011; Leal & Gil, 2016).

Se han descrito varios subtipos de FeINF-α recombinante (rFeINF-α) que podrían tener beneficios similares a los observados en humanos, como en el tratamiento de enfermedades virales crónicas y diversos tumores en gatos, sin embargo, aún no está disponible para su uso clínico. El único disponible en el mercado es el FeINF- ω recombinante (rFeINF-ω) que es utilizado frecuentemente para tratar infecciones virales. Los gatos con FeLV tratados con este han mostrado mejoría clínica significativa y aumento del tiempo de vida, pero la carga proviral y la viremia no cambiaron, lo que sugiere que el rFeINF-ω no tiene efecto antiviral, pero puede tener una posible modulación del sistema innato; se sabe que rFeINF-ω afecta la disminución de la actividad de la retrotrancriptasa (RT), afectando el ciclo del FeLV, disminuye la viabilidad de las células infectadas y suprime el procesamiento o ensamblaje de las proteínas virales y/o la liberación de viriones en las últimas etapas de maduración (Ballesteros et al., 2011; Collado et al., 2007; Wonderling et al., 2002).

6.7.1.6.1.5.   RECEPTORES TIPO TOLL (TLR)

El sistema inmune requiere regular su activación ya que si este se activa inapropiadamente o no se regula puede ser perjudicial para la salud, por lo que la de detección de patógenos esta mediada por varias familias de proteínas llamadas receptores de reconocimiento de patrones (PRR) y estas se unen a patrones moleculares asociados a patógenos (PAMP). Los receptores tipo Toll (TLR) forman parte de los PRR. El TLR3 reconoce los componentes virales en la superficie de la célula y los TLR3, TLR7, TLR8, TLR9 reconocen los componentes virales debido a que se localizan en compartimientos endosómicos y detectan ácidos nucleicos, por lo que un virus debe ser internalizado y transportado al compartimiento endosomal donde son degradados por enzimas de las células huésped, liberando el ácido nucleico viral. Una vez que es reconocido se activan las vías de señalización intrínsecas e inducen el IFN-I (Akira & Uematsu, 2007; Browne, 2020).

Aunque los TLR generalmente inducen una respuesta inmune protectora hay casos en que pueden ser usados por los virus y contribuir a la patogénesis, como es el caso del VIH-1 donde los TLR contribuyen al reconocimiento y eliminación, pero también pueden inducir la secreción de citocinas que favorecen un estado proinflamatorio crónico, replicación viral y diseminación de los viriones. Otro caso es el TLR3 que se cree que tiene un papel en la formación de tumores inducidos por la Leucemia Murina de Moloney y el FeLV, ya que puede activar la señalización NFκB; este tiene actividad anti-apoptosis y de promoción del crecimiento por lo que se ha implicado en la leucemiagénesis, esto sugiere una función del TLR3 en la formación de tumores (Beyaert et al., 2008; Hernández et al., 2007).

6.7.1.6.1.6. COMPLEJO MAYOR DE HISTOCOMPATIBILIDAD (MHC)

Estos marcadores moleculares le confieren al individuo una identidad tisular propia que es reconocida por el sistema inmune y codifican los antígenos de clase I y II que participan en la inducción de la respuesta inmunoespecífica mediante la presentación del antígeno a los linfocitos T. Las moléculas del MHC llegan a la membrana celular unidas a elementos propios, por lo que al presentarlos a los linfocitos T no los activan, sin embargo, si hay cambios patológicos o por la infección en la célula y portan una molécula extraña en lugar de una propia, el linfocito T se activa y responde inmediatamente. La Clase I (MHC-I) presenta antígenos de origen viral o tumoral a las células Tc-CD8+ (citotóxicas); y la Clase II (MHC-II) presenta antígenos intravesiculares o exógenos a las células Th-CD4+ (cooperadoras). (Mach et al., 1996; Vega Robledo, 2009; Yuhki et al., 2008)

La distribución del MCH-II en el gato doméstico se ha caracterizado en varios tejidos y en las células mononucleares de sangre periférica, y se expresan no sólo por las células presentadoras de antígenos, sino también por los linfocitos T. En los gatos infectados persistentemente por el FeLV se observaron anormalidades en la expresión del MHC-II por parte de los linfocitos T, esto sugiere que la estimulación crónica del virus podría ser responsable de las elevaciones sostenidas de la expresión del MHC-II (Rideout et al., 1992).

6.7.1.7. FACTORES CELULARES

6.7.1.7.1.1. EOSINÓFILOS

Son células de doble función que sirven como moduladores de la inflamación y como células fagocíticas, citotóxicas y de procesamiento de antígenos, sin embargo, su participación en la infección por FeLV aún no está definido, pero en infecciones por retrovirus como el VIH se sabe que los eosinófilos pueden actuar como un reservorio celular del virus que puede ser difícil de alcanzar con los fármacos antivirales (Wooley et al., 2000).

La leucemia eosinofílica es rara en gatos y solo existen dos reportes de la participación del FeLV en este tipo de leucemia, el primer reporte fue de un gato que se infectó experimentalmente con un retrovirus felino recombinante de gen *env* (PR8) y se sospecha que los cambios en la envoltura del virus pudieron alterar su patogenicidad y provocar este tipo de leucemia; el segundo caso fue el de un gato ELISA positivo a FeLV, en el hemograma se observó leucocitosis con 77% de eosinófilos y en el examen citológico de los aspirados de médula ósea, hígado, ganglios linfáticos y bazo reveló un predominio de eosinófilos maduros e inmaduros. Las referencias en la literatura indican que la mayoría de los gatos con leucemia eosinofílica son negativos a FeLV, pero esto no descarta la posibilidad de que el virus pueda quedar latente en médula ósea e inducir una alteración genética en las células madre hematopoyéticas (Gelain et al., 2006; Lewis et al., 1985; Sharifi et al., 2007).

6.7.1.7.1.2. NEUTRÓFILOS

Estos fagocitan y degradan el organismo invasor utilizando el contenido del lisosoma a través de dos mecanismos, independiente del oxígeno y dependiente del oxígeno. El FeLV afecta la función de los neutrófilos, se cree que es debido la inserción de secuencias provirales, lo que provocaría una progenie de células alteradas fisiológica y estructuralmente, estos cambios afectan la capacidad quimiotáctica y fagocítica de los neutrófilos, algunas alteraciones son la reducción en la producción de especies reactivas al oxígeno (ROS), interferencia en las interacciones proteicas o provocar cambios fundamentales en la estructura de las proteínas (Lafrado & Olsen, 1986; Wardini et al., 2010).

La proteína kinasa C (PKC) es una enzima citoplasmática que regula muchos procesos en el neutrófilo, incluido el estallido respiratorio, uno de los sustratos de la PKC es la enzima NADPH oxidasa, cuando se movilizan iones de Ca^{2+}, se activa el sistema NADPH/NADH oxidasa, el cual reduce el oxígeno molecular para formar aniones superóxido (O_2), que son utilizados por el neutrófilo para la actividad microbicida. Aún no se ha dilucidado como es que el FeLV interfiere en la actividad del neutrófilo, no se sabe si disminuye directamente la activación de la PKC o de la NADPH oxidasa, pero se cree que posiblemente el FeLV-p15E suprima las funciones de las células mediante la alteración de la movilización de Ca^{2+} (Dezzutti et al., 1989).

6.7.1.7.1.3. MACRÓFAGOS

Están situados en los principales compartimientos del organismo y vigilan eficazmente por lo que se sugiere que las partículas virales tienden a ser captadas por macrófagos en las primeras etapas de la infección y procesadas para retrasar o incluso impedir la propagación de la infección a las células susceptibles, sin embargo, el virus puede replicarse en los macrófagos y dispersarse a los órganos y tejidos, además los monocitos infectados en la circulación pueden diseminar la infección por su migración a través del cuerpo, por lo tanto los macrófagos podrían tener un papel crucial para el resultado de la infección (Mims, 1964; Mogensen, 1979).

Se sabe que el deterioro en la función de los macrófagos aumenta la susceptibilidad de los gatos al FeLV, con la administración experimental de corticosteroides se ha notado que la actividad de los macrófagos disminuye, esto provoca que no puedan contener la infección en las primeras fases, hay replicación viral en tejidos linfoides y desarrollo de enfermedades, por lo que se cree que los macrófagos podrían actuar como células efectoras contra el FeLV, como iniciadores de la respuesta inmune mediante la presentación de antígenos y otros mecanismos de cooperación de los linfocitos (Hoover et al., 1981; Ogilvie et al., 1988).

Los macrófagos de gatos jóvenes son más susceptibles y con un mayor índice de replicación en los linfocitos que los gatos adultos, y se cree que es porque en los adultos los macrófagos maduran para tener una respuesta efectiva contra retrovirus (Hoover et al., 1981; Rojko et al., 1979).

6.7.1.7.1.4. CÉLULAS CITOTOXICAS

Las células NK son linfocitos del sistema inmunitario innato y eliminan células cancerígenas e infectadas por virus, ya que expresan múltiples receptores en la superficie celular que les permiten reconocer células infectadas o transformadas, y tras su identificación y activación de la célula diana los NK producen citocinas (como el INF- α) liberando gránulos citotóxicos que contienen granzimas y perforinas para inducir la apoptosis de las células diana. La activación de las NK durante las infecciones virales depende de las citocinas y de la interacción con otras células inmunitarias, y su activación inmediata es muy importante para el control de estas infecciones, sin embargo, se sabe que el retrovirus Friend (VF) en ratones, puede manipular factores moleculares o celulares que suprimen la respuesta de las células NK, por lo que estas carecen de citocinas para una activación efectiva, además se sabe que el virus inhibe la expresión del ligando mediante el cual las células NK reconocen las células infectadas; en otro experimento se utilizó un péptido sintético (CKS-17) con homología a una región de p15E conservada entre numerosos retrovirus, el cual se observó que disminuyó casi por completo la capacidad de las células NK de responder al IFN-α, por lo que se cree que este puede ser un mecanismo de inmunosupresión al inhibir su función; a pesar de esta información sobre la interacción de los retrovirus con las células NK, el papel de estas en la infección por el FeLV no está claro, ya que no hay información reciente y el último estudio publicado fue el de Kooistra & Splitter en 1985 donde mencionan que las células NK no tienen un papel importante en la defensa inmunitaria contra el FeLV, sin embargo podríamos pensar que su interacción es similar a la de los retrovirus ya mencionados (Guven et al., 2005; Harris, et al., 1987; Kooistra & Splitter, 1985; Littwitz-Salomon et al., 2016; Littwitz-Salomon et al., 2018; Vieira et al., 2022).

6.7.2. ÓRGANOS Y CÉLULAS DE LA RESPUESTA INMUNE

La célula blanco del FeLV son los linfocitos y muchos investigadores han informado anormalidades en la respuesta inmune adaptativa, como la reducción de los linfocitos paracorticales en los linfonodos, la atrofia tímica, leucopenia y disfunción leucocitaria. Un ejemplo de esto es el síndrome de inmunodeficiencia inducida por el FeLV, o FeLV-FAIDS, la gp70 induce inmunodeficiencia e influye en la capacidad de respuesta de los CD4+ y de los anticuerpos dependientes de los linfocitos T, desarrollando el síndrome de inmunodeficiencia mortal (Ackley et al., 1990; Ogilvie et al., 1988).

La atrofia de los tejidos linfoides suele ir acompañada de linfopenia, y algunas alteraciones secundarias que ocurren en estos gatos pueden ser anemia, enteritis (mieloblastopenia), debilitamiento general, peritonitis infecciosa felina, heridas y abscesos cutáneos crónicos que no sanan, gingivitis y estomatitis crónicas, así como enfermedades respiratorias superiores crónicas (Hardy, 1982).

6.7.2.1. PRIMARIOS: TIMO, MÉDULA ÓSEA

6.7.2.1.1. TIMO

Los gatitos infectados prenatal o neonatalmente con FeLV, tienen una tasa de mortalidad más alta y desarrollan una atrofia tímica marcada, denominada "síndrome del gatito que se desmaya", provocando una inmunosupresión severa y muerte temprana (Hartmann, 2012a). Muchos gatitos infectados desarrollan un síndrome de enanismo con retraso en el crecimiento, atrofia tímica y muerte entre las 8 y 12 semanas de edad. El FeLV se replica mejor en células que se dividen rápidamente, por lo que se reproduce en grandes cantidades en los linfocitos tímicos y los destruye, lo que da lugar a un deterioro en la respuesta inmunológica que provoca predisposición a enfermedades infecciosas secundarias. Estos gatitos suelen desarrollar septicemia, enfermedad de las vías respiratorias altas, neumonía e infecciones cutáneas generalizadas que pueden causar su muerte. No se sabe si la atrofia tímica está mediada por un mecanismo autoagresivo, como el que ocurre en los ratones infectados con MuLV, o por la linfocitólisis directa (Hardy, 1982).

6.7.2.1.2. MÉDULA ÓSEA

Como ya se habló anteriormente, la médula ósea puede resultar alterada por el FeLV, puede provocar mielosupresión o mielodisplasia, cambios hematológicos como anemia regenerativa o no, neutropenia persistente, transitoria o cíclica debido a hipoplasia mieloide en todas las etapas granulóciticas lo que provoca alteraciones en los precursores del neutrófilo; trombocitopenia y anomalías de la función plaquetaria, anemia aplásica (pancitopenia), síndrome similar a la panleucopenia y detención de la maduración en los estadios de mielocitos y metamielocitos. Estas alteraciones son provocadas debido a que las células del microambiente de la médula ósea proporcionan un reservorio para el FeLV donde el provirus puede estar latente en las células progenitoras mielomonocíticas y en los fibroblastos estromales, el provirus puede inactivar los genes de estas células, alterar la expresión de los genes vecinos o inducir la expresión de antígenos en la superficie celular lo que provoca su destrucción mediada por el sistema inmunitario, sumado a estos cambios se sabe que la exposición de la médula ósea a algunas cepas del virus puede causar supresión de la eritrogénesis e inflamación crónica debido a la alta concentración de citocinas (Abdollahi-Pirbazari et al., 2019; Hartmann, 2012a; Stützer et al., 2010).

6.7.2.2. ÓRGANOS LINFOIDES

6.7.2.2.1. LINFONODOS

Existe atrofia e hiperplasia linfática en gatos infectados por FeLV. Los linfonodos pueden ser pequeños con una marcada reducción de los linfocitos del área paracortical, estas áreas pueden estar ocupadas con células reticulares y algunos linfocitos, y como resultado de la atrofia de tejidos linfoides puede existir linfopenia. La depleción linfoide también se produce en las placas de Peyer y muchos gatos infectados desarrollan enteritis crónica. Sin embargo, en gatos con infecciones secundarias hay hiperplasia folicular, congestión e infiltración de células plasmáticas, neutrófilos e histiocitos en la zona medular de los linfonodos (Hardy, 1982).

6.7.2.2.2.   BAZO

Los cambios linfoides del bazo son menos marcados que los cambios en los linfonodos de los gatos infectados con FeLV. La hiperplasia folicular se observa ocasionalmente con infecciones secundarias. Algunos gatos muestran reducción de toda la pulpa blanca (Hardy, 1982).

6.7.3. INMUNIDAD CELULAR

Los linfocitos T citotóxicos (CTL) son de los primeros mecanismos de defensa en respuesta a la infecciones virales y retrovirales, tienen un papel en su eliminación y en el control de la replicación en las infecciones persistentes y pueden determinar el resultado de la infección. El FeLV puede tener un efecto de silenciamiento de la inmunidad humoral, esto provoca que los anticuerpos neutralizantes sean indetectables o tengan niveles muy bajos en gatos con viremia persistente. Algo similar ocurre en la respuesta celular, pues la actividad de los Linfocitos T citotóxicos se observa hasta las 4 o 7 semanas después de la exposición al virus, hay pérdidas de linfocitos T CD4+ y CD8+ y los linfocitos T infectados producen niveles bajos de factores estimulantes de linfocitos. Este retraso temporal y alteración en los mecanismos inmunológicos podría permitir que el virus infecte un mayor número de células. También se ha observado que el reconocimiento de los linfocitos T citotóxicos hacia *pol* (proteasa) se produce de 4 a 7 semanas después de la exposición y para *env* se produce entre 10 o 13 semanas de la exposición. Este tiempo de reconocimiento es independiente del resultado de la infección (Flynn et al., 2002; Hartmann, 2012a).

Aunque aún no se comprenden con exactitud las propiedades inmunosupresoras del FeLV, se cree que el péptido de la envoltura p15E inhibe la función de los linfocitos T y B, altera la morfología, interfiere en la respuesta citotóxica de los linfocitos, producción y acumulación de IL-2 y del factor activador de macrófagos (MAF) (Copelan et al., 1983; Mathes et al., 1979; Orosz et al., 1985).

6.7.3.1. INMUNIDAD HUMORAL

La inducción de anticuerpos neutralizantes puede evitar la infección antes de la integración del provirus en la célula y la persistencia, estos neutralizan un solo serotipo (FeLV A, B o C), es decir que el de A no neutralizara el de B. Sus principales objetivos son las proteínas de envoltura (gp70 y p15E), también se han reportado anticuerpos para gp73, p58 y p27 (Denner et al., 2010; Hardy, 1982). La unión ʹde los anticuerpos a la gp70 bloquea la adhesión del virus a los receptores celulares o alteran el proceso de penetración, esto impide la infección (Ginel Pérez et al., 1996). Se ha propuesto la integración del antígeno p15E en las vacunas ya que la actividad inmunosupresora se correlaciona con la carga viral, por lo que se cree poco probable que la pequeña cantidad de p15E en la vacuna provoque inmunosupresión, sin embargo, aunque se observó producción de anticuerpos contra esta proteína en gatos inmunizados, algunos otros infectados con FeLV y que tenían altos títulos de anticuerpos contra la proteína p15E, se observó poca participación en la neutralización del virus, por lo que podría no presentar ningún beneficio en la inmunización (Langhammer et al., 2005; Langhammer et al., 2006).

Los niveles de anticuerpos están relacionados con la velocidad de recuperación a la infección, ya que los gatos que desarrollan altos niveles de anticuerpos contra FeLV no presentan viremia o tienen una viremia breve, al contrario de los gatos con bajos niveles que tienen una infección persistente, sin embargo, hay gatos con una fase vírica prolongada que se recuperaron de la infección después de desarrollar niveles bajos o moderados de anticuerpos. Los gatos que terminaron la infección aproximadamente a las 2 semanas de desarrollar viremia presentaron altos niveles de anticuerpos contra todos los componentes virales y muchos de estos fueron contra los antígenos gp73, p58, p27, p24, y p15E, a diferencia de los que no presentaron una fase vírica prolongada. Esto comprueba que la cantidad de anticuerpos contra componentes específicos del virus es tan importante como la cantidad total de anticuerpos contra todos los componentes, y se teoriza que existen dos mecanismos que ayudan a la terminación de la infección, el mecanismo principal se basa en la capacidad de neutralización del virus y el segundo en la actividad de los anticuerpos contra células infectadas Higgins, 1980.

Otro tipo de anticuerpo que puede aparecer después de la exposición al virus es el anticuerpo contra FOCMA acrónimo inglés del *Antígeno de Membrana Celular asociado a oncornavirus felino*, que está presente en la membrana de las células neoplásicas. Los gatos con el anticuerpo para FOCMA tienen bajo riesgo de presentar neoplasias (Ginel Pérez et al., 1996; Jarret & Russell, 1978).

Los anticuerpos neutralizantes y los linfocitos T citotóxicos son importantes en la protección de los gatos contra el FeLV, pero en la mayoría de los casos los anticuerpos neutralizantes estaban presentes una vez que los gatos con viremia transitoria se recuperaron, a diferencia de los linfocitos T citotóxicos específicos que estaban presentes una semana después de la exposición, además los gatos inmunizados con una vacuna de DNA estaban protegidos de la infección sin desarrollar anticuerpos neutralizantes del virus; por lo que los anticuerpos detienen la propagación del virus y establece la resistencia a la infección, es probable que la inmunidad celular se encargue de la eliminación de las células ya infectadas y proteja contra el desarrollo de la infección latente (Cattori et al., 2007a) (Argyl et al., 2001).

6.7.4. PRUEBAS DE DIAGNÓSTICO

Las pruebas o tests que se pueden realizar rápidamente en clínica son ELISA "punto de atención" (traducido del inglés, Point of care, POC) o prueba de inmunomigración rápida (rapid immunomigration, RIM) son las primeras en realizarse y se utiliza suero, plasma o sangre entera, no debe utilizarse lágrimas y saliva, estas detectan el antígeno soluble p27 al día 30 después de la exposición al FeLV y han demostrado buena sensibilidad y especificidad. La inmunidad materna y vacunal no interfieren con la prueba. Si el resultado es positivo o se cree que podría ser un falso positivo debe confirmarse con pruebas de seguimiento como ELISA de microplaca para el antígeno FeLV p27, la prueba de reacción en cadena de polimerasa (PCR) o prueba de anticuerpos inmunofluorecentes (immunofluorescent antibody, IFA), aunque también se puede utilizar una prueba POC de un fabricante diferente (Little et al., 2020; St Denis, 2022).

La IFA detecta el antígeno p27 y otros antígenos estructurales del núcleo en el citoplasma de las células, detecta la viremia secundaria cuando la médula ósea está infectada y si no hay suficiente producción de antígeno la infección no se detecta; en la práctica clínica se utiliza la sangre periférica, pero también se puede utilizar citologías de médula ósea y otros tejidos (Little et al., 2020; St Denis, 2022).

La PCR amplifica y detecta DNA proviral o RNA viral, detectando cantidades muy pequeñas de material genético vírico. Los laboratorios de diagnóstico ofrecen cada vez más ensayos de PCR en sangre total, médula ósea y otros tejidos, y ayudan a resolver resultados contradictorios de la prueba si se obtiene un resultado positivo (**Tabla 3**) (Little et al., 2020; St Denis, 2022).

Tabla 3. Variaciones de la PCR. Modificado de (Little et al., 2020; St Denis, 2022; Stone et al., 2020)

Tipo de PCR	Especificaciones
qPCR en tiempo real (PCR Cuantitativa)	Sensible y rápido, se puede usar sangre entera, médula ósea y otros tejidos ayudando a detectar gatos regresivos. Ayuda a clasificar el curso de la infección, < 1 millón de copias/ml de DNA proviral es más probable que se trate de un paciente regresivo, y con ≥1 millón de copias/ml de DNA proviral es probable que sea un paciente progresivo. Es altamente sensible y específico, detecta el provirus en sangre periférica, puede detectar gatos progresivos y regresivos.
RT-PCR en tiempo real	Detecta RNA viral una semana después de la exposición al FeLV.
PCR Proviral (PCR Punto final)	Detecta el provirus en la sangre periférica o médula ósea de gatos de 1 a 2 semanas después de la exposición al virus, detecta gatos infectados regresivamente.
PCR Transcriptasa inversa (RT-PCR)	Detecta RNA viral en saliva y es un parámetro fiable de antigenemia, ayudando a clasificar el curso de la infección, esta prueba puede detectar la infección 1-3 semanas después de la exposición.

Como se mencionó en el tema sobre el Curso de la infección, es importante conocer los diferentes cursos de la presentación del FeLV para así poder interpretar correctamente los resultados de las pruebas diagnósticas y aplicarlas de forma adecuada para determinar la infección en gatos (**Figura 19**).

La infección progresiva suele confirmarse mediante pruebas repetidas POC que detectan el antígeno p27 que indica antigenemia, por lo que es necesario repetir la prueba con varias semanas o meses de diferencia, por lo general 16 semanas, ya que los resultados positivos indican la infección progresiva. Sin embargo, durante la infección temprana cuando aún no se da el equilibro hospedero-virus, algunos gatos pueden alternar entre resultados positivos y negativos (denominados "alternantes") (Hofmann-Lehmann & Hartmann, 2020; Little et al., 2020). Esta infección está acompañada por la persistencia de DNA proviral que es detectado por la PCR, y si se mide la carga proviral mediante PCR cuantitativa, se observa una alta carga viral (Hartmann, 2012a).

Los gatos con infección regresiva darán negativo a más tardar 16 semanas después de la infección, la PCR puede detectar el provirus en sangre de los gatos con infección regresiva y antigenemia negativa; también se asocian con una carga de DNA proviral baja, y aunque es probable que estos gatos jamás eliminen la infección, las cargas provirales pueden disminuir debajo del límite de detección, esto también depende de la sensibilidad de la PCR, sin embargo otras pruebas donde los gatos son RNA viral positivo se ha visto que son más susceptibles reactivar el virus que los RNA viral negativo (Hofmann-Lehmann & Hartmann, 2020; Little et al., 2020).

Durante la infección abortiva, el gato logra detener la infección antes de la integración del provirus y en todas las pruebas para antígeno, RNA viral y DNA proviral, el resultado es negativo, por lo que la presencia de anticuerpos es el único indicativo de infección (Hofmann-Lehmann & Hartmann, 2020; Little et al., 2020).

En la infección focal puede estar presente en sangre el antígeno p27, pero el aislamiento del virus infeccioso es negativo, si esto persiste durante años se debe a que el sistema inmunitario del gato mantiene la replicación del virus aislada en determinados tejidos, por lo que el antígeno puede producirse de forma intermitente o mínima, lo que ocasiona que las pruebas de antígeno sean débilmente positivos o discordantes, pudiendo alternar entre resultados positivos y negativos (Hartmann, 2012a; Hofmann-Lehmann & Hartmann, 2020).

Figura 19. La herramienta de diagnóstico para el FeLV del Consejo Asesor Europeo sobre Enfermedades de los Gatos (ABCD). Modificado de (Hofmann-Lehmann & Hartmann, 2020)

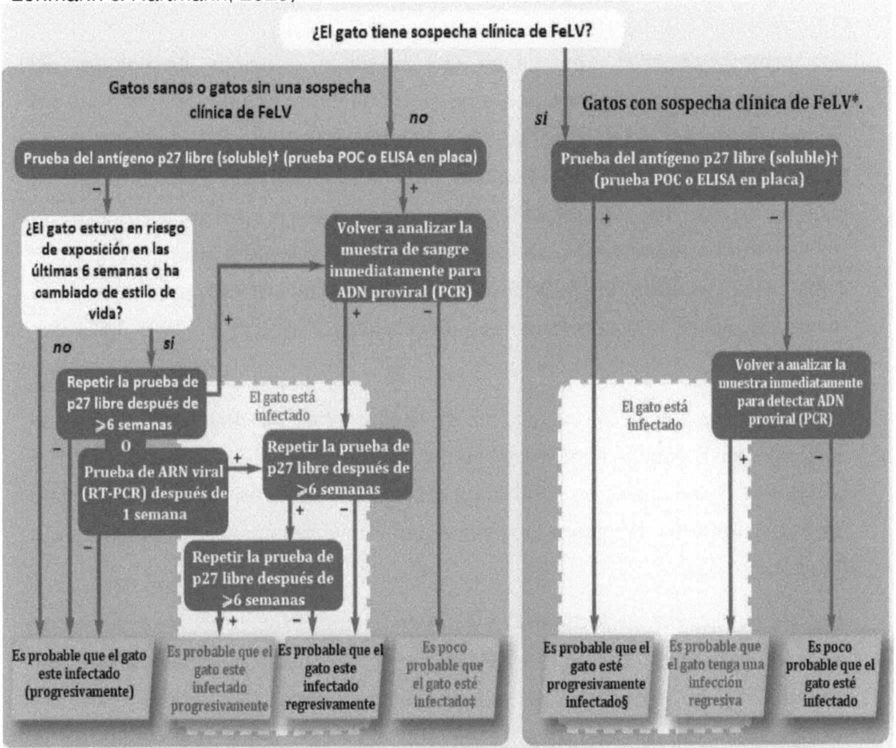

†Siempre que se sugiera el análisis del antígeno FeLV p27 libre en muestras de sangre (POC o ELISA en placa) en cualquiera de los pasos del algoritmo, puede utilizarse alternativamente el análisis del RNA viral en muestras de saliva (RT-PCR). ‡En casos muy raros, una infección focal por FeLV puede provocar un resultado positivo de antígeno p27 libre y negativo de PCR de provirus en muestras de sangre. §En gatos con una sospecha clínica de infección por FeLV y

una prueba de antígeno p27 libre positiva, no es requerida una prueba confirmatoria ya que una prueba falsa positiva es menos probable en estos gatos; el valor predictivo positivo es alto ya que los gatos ya están en el grupo con un alto riesgo de infección por FeLV.

6.7.5. ONCOGENESIS VIRAL ASOCIADA A FELV

Los **proto-oncogenes** son genes que codifican proteínas promotoras del crecimiento y los **oncogenes** son sus versiones mutadas que permiten que las células adquieran "autosuficiencia". La mutagénesis insercional es la causante de las neoplasias inducidas por el FeLV, el virus tiene secuencias promotoras que se insertan cerca de un proto-óncogen (comúnmente *myc*), alterándolo y transformándolo en oncogén, lo que provoca una proliferación incontrolada. En la **Tabla 4** se muestra los loci donde se integra comúnmente el FeLV y las neoplasias donde frecuentemente son identificados (Fujino et al., 2008; Modiano, 2013).

Los subgrupos del FeLV influyen en la biodiversidad de las cepas, ya que el subgrupo A y B pueden combinarse con el *myc* o el TCR creando el FeLV-MYC o el FeLV-TCR, los cuales se consideran productores de tumores. La cepa Rickard del FeLV (FeLV-R) se integra próximo al gen *c-myc* causando su sobreexpresión (Modiano, 2013).

Las secuencias del RNA del exFeLV pueden introducir el oncogén y formar un virus recombinante como FeLV-B o FeSV, los cuales tienen secuencias oncogénicas, por lo que los virus recombinantes al entrar a una nueva célula son oncogénicos, es por eso que el exFeLV tiene un papel importante en la tumorigénesis del gato (Hartmann, 2012a; Modiano, 2013).

El genoma del FeLV-A puede recombinarse con oncogenes celulares dando como resultado el FeSV que contiene uno de varios oncogenes como *fes, fms o fgr*, durante este proceso, parte del gen *gag* y *env* se pierden, haciendo que el FeSV dependa del FeLV para su replicación, por lo que los gatos con FeSV son positivos al FeLV. Debido a que pueden existir recombinaciones diferentes con varios proto-oncogenes, el resultado es una recombinación única y distinta en cada aislado, sin embargo, todas producen fibrosarcomas. Estos fibrosarcomas tienden a crecer rápidamente y suelen presentar múltiples nódulos cutáneos o subcutáneos localmente invasivos y pueden hacer metástasis en pulmón y otros sitios. Hay otros fibrosarcomas con características diferentes a los provocados por el FeSV, y se clasifican como sarcomas del lugar de la inyección en los felinos (FISS) los cuales son causados por una inflamación granulomatosa producida después de la inoculación de vacunas con adyuvantes, pero se sabe que el FeSV ni el FeLV influyen en el desarrollo de los FISS (Hartmann, 2012a; Modiano, 2013).

Tabla 4. Sitios de integración comunes identificados en las neoplasias asociadas al FeLV (Fujino et al., 2008).

Locus	Tipo de tumor
c-myc	Tumor linfoide de células T (principalmente linfoma tímico)
flvi-1	Tumor linfoide (linfoma esplénico)
flvi-2	Tumor linfoide de células T (principalmente linfoma tímico)
fit-1	Tumor linfoide de células T (principalmente linfoma tímico)
pim-1	Tumor linfoide de células T (principalmente linfoma tímico)
flit-1	Tumor linfoide de células T (linfoma tímico)

6.7.6. VACUNAS Y VACUNACIÓN

El control del FeLV necesariamente requiere de una combinación de acciones tales como la identificación de gatos infectados a través de pruebas de diagnóstico que permitan separarlos de los gatos susceptibles, desinfección de los sitios donde haya gatos positivos, esquemas personalizados de vacunación y monitoreo serológico frecuente de los títulos de anticuerpos en suero (Sánchez Pacheco, 2019).

6.7.6.1. FACTORES QUE CONSIDERAR PARA ESTABLECER UN CALENDARIO DE VACUNACIÓN

La inmunidad adaptativa inducida por la vacuna está influenciada por una interacción de factores exclusivos de cada paciente, es imposible predecir el resultado de la vacunación o de la exposición a un patógeno por lo que la vacunación nunca debe ofrecerse como garantía de protección. El riesgo de infección y el desarrollo de la enfermedad depende de varios factores, entre los que se incluyen la edad, el estado de salud, la magnitud de la exposición al virus, la prevalencia geográfica de la infección y el historial de vacunación; factores que afectan negativamente la capacidad para responder a la vacunación incluyen la interferencia de anticuerpos derivados de la madre (MDA), la inmunodeficiencia congénita o adquirida, la enfermedad o infección concurrente, la nutrición inadecuada, los medicamentos inmunosupresores, el estrés crónico y la inmunosenescencia, una respuesta inmune de envejecimiento en individuos gerontes. La edad es un elemento importante para evaluar el perfil de riesgo de un individuo, ya que las enfermedades infecciosas son más frecuentes en los gatitos y los menores de 6 meses que en los gatos adultos, por lo que los cachorros representan una población objetivo principal para la vacunación. Los MDA proporcionan una importante protección al gatito, pero también pueden interferir con las vacunas o neutralizarlas, ya que los niveles de MDA varían en los individuos, la edad a la que responderá el cachorro a la vacuna también variará y se cree que la causa más común de fracaso de la vacunación en los gatitos es la vacunación demasiado pronto (cuando la MDA sigue interfiriendo). Otra causa a considerar para establecer el calendario de vacunación es la densidad de población y la exposición a otros gatos (guarderías, criaderos, acogida o refugio), ya que son factores que aumentan el riego a la exposición del FeLV; también se debe tomar en cuenta que la introducción de nuevos individuos al hogar es un riego potencial, tanto para el gato introducido como para el grupo, esto por la posible introducción del virus y por la inmunosupresión del estrés generado por el cambio social; y aunque los gatos de interior pueden tener un riesgo bajo al contacto con el virus pueden estar en riego debido a fómites traídos por el propietario (Ford et al., 2013).

Tabla 5. Variables de evaluación del riesgo que determinan un plan de vacunación individualizado. Modificado de (Stone et al., 2020)

Factores de riesgo	Consideraciones
Edad y etapa de vida	Susceptibilidad, MDA, estatus reproductivo
Estado de salud	Enfermedades coexistentes
Exposición al FeLV	Prevalencia geográfica, estilo de vida, alojamiento
Historial	Eventos adversos a la vacuna, enfermedades previas.
Inmunodeficiencia	Congénita o adquirida (incluido estrés crónico)

6.7.6.2. VACUNAS DISPONIBLES EN MÉXICO

El objetivo de la vacunación es evocar una respuesta inmunitaria que permita a los gatos recuperarse de la exposición al FeLV. Se han introducido en el mercado varias vacunas, que han demostrado ofrecer protección contra la viremia persistente, el uso de estas junto con un aumento de las pruebas rutinarias es probablemente responsable de la reducción de la prevalencia de la infección por FeLV en la población de gatos domésticos (Grosenbaugh et al., 2017). Actualmente se comercializan cuatro vacunas en México, dos de virus inactivo las cuales son y Leukocell® 2 y Nobivac ® Feline 2-FeLV, y dos de virus recombinante, PureVax Feline 4 FeLV® y Leucogen® (**Tabla 6**).

Leukocell ® 2 se prepara a partir de una línea celular linfoide transformada por el FeLV que libera las partículas virales solubles en un medio para el cultivo celular, induce anticuerpos contra la gp70, FOCMA y anticuerpos neutralizantes (Zoetis, 2023). Los anti-FOCMA se asocian con la protección a la enfermedad neoplásica, pero su papel en la protección frente a la viremia persistente no está claro, sin embargo, esta vacuna ha demostrado que puede proteger contra la viremia persistente durante al menos 12 meses (Harbour et al., 2002).

Nobivac ® Feline 2-FeLV contiene cultivos de tejido, derivados del virus de Leucemia Felina, subgrupos A y B, los antígenos virales han sido químicamente inactivados, hay estudios que indican que esta vacuna protege durante dos años contra la viremia persistente; y aunque después de la vacuna los gatos no desarrollan anticuerpos neutralizantes, parece prepararlos para una respuesta de anticuerpos neutralizantes una vez que entran en contacto con el FeLV, también se han observado cantidades menores de DNA proviral y menores cargas plasmáticas (MSD, 2023; Patel et al., 2015; Pedersen, 1993).

PureVax Feline 4 FeLV® contiene genes *env* y *gag* del FeLV-A que se han insertado en el virus vector canaripox mediante la tecnología del DNA recombinante, y se ha demostrado que proporciona protección contra la exposición oronasal, el uso de vectores virales vivos es una alternativa y el Vector del virus de la viruela del canario (ALVAC) es uno de los más estudiados, una propiedad natural del ALVAC es que sólo puede multiplicarse en las especies aviares, por lo que es seguro para el hospedero vacunado y aunque no se multiplica en los mamíferos y producen proteínas a partir de los genes del FeLV (Paoletti, 1996; Patel et al., 2015; Poulet et al., 2003).

Leucogen® que es otra vacuna recombinante, de subunidad, es decir que esta es la fracción proteica p45 de *env*, de la glicoproteína de SU de la envoltura gp70 *env* (Jarrett & Ganière, 1996; Langhammer et al., 2011).

Ambas vacunas recombinantes inducen anticuerpos neutralizantes, se ha demostrado que los genes *env* y *gag* son el objetivo de los linfocitos T citotóxicos y responsables de eliminar las células infectadas por el FeLV (Flynn et al., 2000; Poulet et al., 2003).

Tabla 6. Vacunas actualmente disponibles en México para FeLV. Modificado de (Aguilar B et al., 2019).

Vacuna	Tipo de vacuna	Nombre	Contenido
Herpesvirus felino (HVF-1) Calicivirus felino (CVF) Panleucopenia viral felina (PVF) *Chlamydia felis* Leucemia viral felina	Inmunógeno activo (HVF-1, CVF, PVF, *C. felis*) y FeLV recombinante en virus vector canarypox	PureVax Feline 4 FeLV®	HVF-1 cepa F-2 $\geq 10^{4,9}$ DICC^{50} CVF cepas 431 y GI $\geq$ 2U ELISA PVF $\geq 10^{3,5}$ DICC^{50} *C. felis* cepa 905 $\geq 10^{3,0}$ DIE^{50} FeLV vector viruela del canario recombinante vCP97 $\geq 10^{7,2}$ DICC^{50}
Leucemia viral felina	Recombinante de subunidad	Leucogen®	p45 de FeLV al menos de 102µg (Fracción p45 de la gp 70)
	Virus inactivado	Leukocell 2®	Vacuna de antígenos virales múltiples

| | | | (subgrupos A, B, C y Antígeno FOCMA), elaborado a partir de línea celular linfoide transformada por FeLV que libera las partículas virales solubles en un medio de cultivo celular. |
| Virus Inactivado | Feline 2-FeLV ® | Contiene cultivos de tejido, derivados del FeLV, subgrupos A y B. Los antígenos virales han sido químicamente inactivados. |

6.7.6.3. SUGERENCIAS DE PROTOCOLO DE VACUNACIÓN

La Asociación Americana de Hospitales Animales (AAHA) público en 2020 una guía para la vacunación de gatos (**Tabla 8**), esta divide las vacunas en esenciales (recomendadas para todos los gatos) y no esenciales (recomendadas en función de una evaluación individualizada de riesgos/beneficios), de esta forma se busca que se puedan desarrollar protocolos de vacunación con base en los factores de riesgo de cada paciente, recordando conocer el estatus retroviral previo a la vacunación, ya que en gatos positivos no provoca daño ni el desarrollo de la enfermedad, pero tampoco genera ningún beneficio, ya que vacunar a un gato positivo o que se desconozca su estatus retroviral, puede generar falsas expectativas en los propietarios que pueden derivar en cuestionamientos hacia la eficiencia de la vacuna si la enfermedad finalmente llega a presentarse (Aguilar B et al., 2019; Stone et al., 2020).

Tabla 7. Guía de vacunación para FeLV. Modificado de (Aguilar B et al., 2019; Stone et al., 2020).

		Gatitos (<16 semanas)	Gatos >16 semanas (No vacunados)	Comentarios
Gatos de interior	Vacuna FeLV Inactivada o Recombinante	Administrar la primera dosis a las 8-9 semanas de edad y refuerzo 3-4 semanas después. Finalmente 1 dosis al año.	Administrar 2 dosis con 3-4 semanas de diferencia. Posteriormente 1 dosis un año después.	Se recomienda conocer el estatus retroviral del paciente previo a la vacunación. Considerada una **vacuna esencial** para gatitos y gatos adultos jóvenes menores de 1 año debido a la susceptibilidad relacionada con la edad. Considerada una **vacuna no esencial** para gatos adultos de bajo riesgo (sin exposición potencial a otros gatos FeLV+ o gatos de estatus FeLV desconocido)
Gatos de refugio		Menos de 20 semanas de edad	Más de 20 semanas de edad	Se recomienda conocer el estatus retroviral del paciente previo a la vacunación.
		Administrar la primera dosis a las 8-9 semanas de edad y refuerzo 3-4 semanas después.	Administrar 2 dosis con 3-4 semanas de diferencia.	**Albergue:** Los gatos positivos deben ser separados de los negativos. Se recomienda vacunar a los gatos que se mantengan en grupos y no se conozca su estatus retroviral. **Criadero:** Deben estar libres de FeLV, en cuyo caso, no se requiere la vacunación.

7. CONCLUSIÓN

Con base a la información recopilada en este trabajo, podemos concluir que diversos factores influyen en el resultado de la interacción del FeLV con el hospedero, pero principalmente el sistema inmune será el que determinará el resultado, ya que el control de la infección viral involucra la respuesta innata y su magnitud y calidad está involucrada en la subsiguiente respuesta adaptativa, que determina la respuesta de memoria. Esta interacción determinará el curso y la categorización del estatus la infección, es importante conocer la duración de la viremia en caso de estar presente, y saber en qué momento el antígeno p27 puede ser detectado en sangre, ya que esto nos ayudara a usar correctamente las pruebas POC y PCR. Los gatos que desarrollan las enfermedades asociadas al FeLV son aquellos con una respuesta inmune débil o ausente, el virus afecta diversos aparatos y sistemas, y es común observar el desarrollo de tumores en diferentes órganos. Y aunque no hay un tratamiento específico para el FeLV, se ha usado el rFeINF-ω con el que los pacientes han mostrado mejoría clínica. Aún faltan por dilucidar algunos de los mecanismos por el cual del FeLV evade la respuesta inmune en algunos gatos y como es que otros tienen una mejor respuesta contra el virus, ya que la información disponible es antigua y no hay muchos estudios actuales que sigan profundizando en el tema, este trabajo podría servir para despertar la curiosidad de otros investigadores a continuar ahondando en el tema.

8. REFERENCIAS

Abdollahi-Pirbazari, M., Jamshidi, S., Nassiri, S. M., & Zamani-Ahmadmahmudi, M. (2019). Comparative measurement of FeLV load in hemolymphatic tissues of cats with hematologic cytopenias. *BMC Veterinary Research, 15*(1), 460. https://doi.org/10.1186/s12917-019-2208-y

Abujamra, A. L., Akinsheye, I., Faller, D. V., Ghosh, S. K., Spanjaard, R. A., & Zhao, X. (2006). Leukemia virus long terminal repear activates NFkF pathway by a TLR-3 dependent mechanism. *Virology, 345*(2), 390-403.

Ackley, C. D., Cooper, M. D., Dean, G. A., Donahue, P. R., Hoover, E. A., Mullins, J. I., . . . Quackenbush, S. L. (1990). Lymphocyte Subset Alterations and Viral Determinants of Immunodeficiency Disease Induction by the Feline Leukemia Virus FeLV-FAIDS. *Journal of Virology, 64*(11), 5465-5474.

Adams, P. W., Hebebrand, L. C., Hoover, E. A., Mathes, L. E., Nichols, W. S., Olsen, R. G., & Schaller, J. P. (1979). Immunosuppresive Properties of a Virion Polypeptide, a 15,000-Dalton Protein, from Feline Leukemia Virus. *Cancer Reserach, 39*(3), 950-955.

Aguilar B, J., Autran de M, H., Basurto A, F. J., Flores, J. I., García, F., Garza, F., . . . Lozano, I. G. (2019). Guías de vacunación para Leucemia Viral Felina COLAVAC-México. *Vanguardia Veterinaria*(95), 50-52.

Ahmad, S., & Levy, L. S. (2010). The frecuency of ocurrence and nature of recombinant feline leukemia viruses in the induction of multicentric lymphoma by infection of the domestic cat with FeLV-945. *Virology, 403*, 103-110.

Akira, S., & Uematsu, S. (2007). Toll-like Receptors and Type I Interferons. *Biological Chemistry, 282*(21), 15319-15323.

Alsharifi, M., Müllbacher, A., & Regner, M. (2008). Interferon type I responses in primary and secondary infections. *Immunology and Cell Biology*(86), 239-245.

Argyl, D., Bain, D., Dunham, S., Golder, M. C., Hanlon, L., Jarret, O., . . . Onions, D. E. (2001). Feline Leukemia Virus DNA Vaccine Efficacy Is Enhanced by

Coadministration with Interleukin-12 (IL-12) and IL-18 Expression Vectors. *Journal of Virology, 75*, 8424-8433.

Aroch, I., Ofri, R., & Sutton, G. A. (2008). Ocular Manifestations of Systemic Diseases. In *Slatter's Fundamentals of Veterinary Ophthalmology* (pp. 374-418). Copyright © 2008 Elsevier Inc. All rights reserved. https://doi.org/10.1016/b978-072160561-6.50021-6

Avallone, G., Boracchi, P., Caniatti, M., Forlani, A., Mortellaro, C. M., Roccabianca, P., & Santagostino, S. F. (2015). Feline Upper Respiratory Tract Lymphoma: Site, Cyto-histology, Phenotype, FeLV Expression, and Prognosis. *Veterinary pathology, 52*(2), 250-259.

Ballesteros, N., Collado, V. M., Doménech, A., Escolar, E., Gomez-Lucia, E., Martin, S., . . . Sanjosé, L. (2011). Use of recombinant interferon omega in feline retrovirosis:From theory to practice. *Veterinary Immunology and Immunopathology*(143), 301-306.

Barret, K. E., Brooks, H., Boitano, S., & Barman, S. (2016). Immunity, Intection, & Inflammation. In K. E. Barret, H. Brooks, S. Boitano, & S. Barman (Eds.), *Ganong's Review Medical Physiology* (pp. 63-78). McGraw-Hill Education.

Benveniste, R. E., Sherr, C. J., & Todaro, G. J. (1975). Evolution of Type C Viral Genes: Origin of Feline Leukemia Virus. *SCIENCE, 190*, 886-888.

Benveniste, R. E., & Todaro, G. J. (1982). Gene Tranfer Between Eukaryotes. *SCIENCE, 217*, 1202.

Beyaert, R., Staal, J., & Vercammen, E. (2008). Viral Infection and Activation of Innate Immunology by Toll-Like Receptor 3. *Clinical Microbiology Reviews, 21*(1), 13-25.

Bjerve, K. S., Espevik, T., Kildahl-Andersen, O., & Nissen-Meyer, J. (1987). Effect of free fatty acids on the cytolytic activity of tumour necrosis factor/monocyte-derived cytotoxic factor. *Acta Pathol Microbiol Immunol Scand C, 95*(1), 21-26. https://doi.org/10.1111/j.1699-0463.1987.tb00004.x

Brown, M. A., Cunningham, M. W., Johnson, W. E., O'Brien, S. J., Roca, A. L., & Troyer, J. L. (2008). Genetic Characterization of Feline Leukemia Virus from Florida Panthers. *Emerging Infectious Diseases, 14*, 252-259.

Browne, E. P. (2020). The Role of Toll-Like Receptors in Retroviral Infection. *Microorganisms, 8*(11). https://doi.org/10.3390/microorganisms8111787

Calle R, J. F., Fernandéz G, L., Morales Z, L. M., & Ruiz S, J. (2013). Virus de la leucemia felina: un patógeno actual que requiere atención en Colombia. *Veterinaria y Zootecnia, 7*(2), 117-138.

Cattori, V., Gomes-Keller, M. A., Hofmann-Lehmann, R., Julhs, C., Lutz, H., Meli, M. L., . . . Witting, B. (2011). The innate antiviral immune system of the cat: Molecular tools for the measurement of its state of activation. *Veterinary Immunology and Immunopathology, 143*(1-4), 209-281.

Cattori, V., Hofmann-Lehmann, R., Lutz, H., Niederer, E., Pepin, A., Riond, B., . . . Willi, B. (2007a). Cellular segregation of feline leukemia provirus and viral RNA in leukocyte subsets of long-term experimentally infected cats. *Virus Research*(127), 9-16.

Cattori, V., Hofmann-Lehmann, R., Lutz, H., Niederer, E., Pepin, A. C., Riond, B., . . . Willi, B. (2007b). Cellular segregation of feline leukemia provirus and viral RNA in leukocyte subsets of long-term experimentally infected cats. *Virus Research*(127), 9-16.

Chang, H.-y., Gong, M.-j., Li, S.-f., Shao, J.-j., Xie, Y.-l., Zhao, F.-r., & Zhang, Y.-g. (2018). Type I Interferons: Distinct Biological Activities and Current Applications for Viral Infection. *Cellular Physiology and Biochemistry, 3*(51), 2377-2396.

Chiu, E. S., Hoover, E. A., & Vanderwoude, S. (2018). Restropective Examination of Feline Leukemia Subgroup Characterization: Viral Interference Assay Deep Sequencing. *Viruses, 10*(1), 1-12.

Colitz, C. M. (2005). Feline uveitis: diagnosis and treatment. *Clin Tech Small Anim Pract, 20*(2), 117-120. https://doi.org/10.1053/j.ctsap.2004.12.016

Collado A, V. M. (2017). Efecto *in vitro* de tipo I sobre la expresión de retrovirus felinos y evaluación de su aplicación terapéutica en gatos con infección natural (Tesis doctoral). In. Madrid: Universidad Complutense de Madrid.

Collado, V. M., Doménech, A., Escolar, E., Gómez-Lucía, E., Miró, G., Somsoles, M., & Tejerizo, G. (2007). Effect of type I interferons on the expression of feline leukaemia virus. *Veterinary Microbiology, 123*, 180-186.

Collado, V. M., Doménech, A., Gómez-Lucía, E., & Miró, G. (2009). Effect of Type-I Interferon on Retroviruses. *Viruses, 1*(3), 545-573.

Copelan, E. A., Rinehart, J. J., Lewis, M., Mathes, L., Olsen, R., & Sagone, A. (1983). The mechanism of retrovirus suppression of human T cell proliferation in vitro. *J Immunol, 131*(4), 2017-2020.

Cotter, S. M. (1992). Feline leukemia virus: pathophysiology, prevention, and treatment. *Cancer Invest, 10*(2), 173-181. https://doi.org/10.3109/07357909209032778

Couto, C. G. (2000). Advances in the treatment of the cat with lymphoma in practice. *J Feline Med Surg, 2*(2), 95-100. https://doi.org/10.1053/jfms.2000.0079

Crawford, E. M., Davie, F., Jarret, W. F., & Martin, W. B. (1964). A Virus-like Particle associated with Leukaemia (Lymphosarcoma). *NATURE, 202*, 567-568.

Day, M. J. (2012). *Clinical immunology of the dog and cat* (Second ed.). Manson Publishing.

Day, M. J., & Schultz, R. D. (2014). *Veterinary immunology - principles and practice* (Second ed.). Taylor & Francis Group.

Delgado Rodríguez, M., & Llorca Díaz, J. (2004). Estudios longitudinales: concepto y particularidades. *Revista Española de Salud Pública, 78*(2), 141-148.

Denner, J., Hübner, J., Jarret, O., Kurth, R., & Langhammer, S. (2010). Immunization with the transmembrane protein of a retrovirus, feline leukemia virus: Absence of antigenemia following challenge. *Antiviral Research*(89), 119-123.

Dezzutti, C. S., Wright, K. A., Lewis, M. G., Lafrado, L. J., & Olsen, R. G. (1989). FeLV-induced immunosuppression through alterations in signal transduction: Down regulation of protein kinase C. *Veterinary Immunology and Immunopathology, 21*(1), 55-67. https://doi.org/https://doi.org/10.1016/0165-2427(89)90130-X

Essex, M., Grant, C. K., Cotter, S. M., & Hardy, W. D. (1981, 1981//). Role of Viruses in the Etiology of Naturally Occurring Feline Leukemia. Modern Trends in Human Leukemia IV, Berlin, Heidelberg.

Favrot, C., Wilhelm, S., Grest, P., Meli, M. L., Hofmann-Lehmann, R., & Kipar, A. (2005). Two cases of FeLV-associated dermatoses. *Vet Dermatol, 16*(6), 407-412. https://doi.org/10.1111/j.1365-3164.2005.00480.x

Feschotte, C., & Gilbert, C. (2012). Endogenous viruses: insights into viral evolution and impact on host biology. *Nature Reviews Genetics, 13*, 283-296.

Flynn, J. N., Dunham, S. P., Watson, V., & Jarrett, O. (2002). Longitudinal analysis of feline leukemia virus-specific cytotoxic T lymphocytes: correlation with recovery from infection. *J Virol, 76*(5), 2306-2315. https://doi.org/10.1128/jvi.76.5.2306-2315.2002

Flynn, J. N., Hanlon, L., & Jarrett, O. (2000). Feline leukaemia virus: protective immunity is mediated by virus-specific cytotoxic T lymphocytes. *Immunology, 101*(1), 120-125. https://doi.org/10.1046/j.1365-2567.2000.00089.x

Folks, T. M., Clouse, K. A., Justement, J., Rabson, A., Duh, E., Kehrl, J. H., & Fauci, A. S. (1989). Tumor necrosis factor alpha induces expression of human immunodeficiency virus in a chronically infected T-cell clone. *Proceedings of the National Academy of Sciences of the United States of America, 86*(7), 2365-2368. https://doi.org/10.1073/pnas.86.7.2365

Ford, R. B., Gaskell, R. M., Hartmann, K., Hurley, K. F., Lappin, M. R., Levy, J. K., . . . Sparkes, A. H. (2013). 2013 AAFP Feline Vaccination Advisory Panel Report. (15), 785-808.

Frymus, T. (2017). *Maternally derived immunity and vaccination.* Retrieved 30/11/2020 from http://www.abcdcatsvets.org/maternally-derived-immunity-and-vaccination/

Fujino, Y., Ohno, K., & Tsujimoto, H. (2008). Molecular pathogenesis of feline leukemia virus-induced malignancies: Insertional mutagenesis. *Veterinary Immunology and Immunopathology*(123), 138-143.

Gasper, P. W., Hoover, E. A., Mullins, J. I., & Quackenbush, S. L. (1987). Experimental Transmission and Pathogenesis of Immunodeficiency Syndrome in Cats. *Blood, 70*(6), 1880-1892.

Gelain, M. E., Antoniazzi, E., Bertazzolo, W., Zaccolo, M., & Comazzi, S. (2006). Chronic eosinophilic leukemia in a cat: cytochemical and immunophenotypical features. *Vet Clin Pathol, 35*(4), 454-459. https://doi.org/10.1111/j.1939-165x.2006.tb00164.x

Ginel Pérez, D. I., Maldonado Rivas, R., & Camacho Quesada, M. S. (1996). Enfermedades por inmunosupresión asociadas al virus de la leucemia felina. *Clínica veterinaria de pequeños animales, 16*(3), 142-164.

Glick, A. D., Horn, R. G., & Holscher, M. (1978). Characterization of feline glomerulonephritis associated with viral-induced hematopoietic neoplasms. *Am J Pathol, 92*(2), 321-332.

Goh, C. R. (1990). Tumour necrosis factors in clinical practice. *Annals of the Academy of Medicine, Singapore, 19*(2), 235-239.

Grant, C., Kipar, A., Kremendahl, J., Reinacher, M., & von Bothmer, I. (2000). Expression of Viral Proteins in Feline Leukemia Virus-associated Enteritis. *Veterinary Pathology, 37*(2), 129-132.

Grosenbaugh, D. A., Frances-Duvert, V., Abedi, S., Feilmeier, B., Ru, H., & Poulet, H. (2017). Efficacy of a nonadjuvanted recombinant FeLV vaccine and two inactivated FeLV vaccines when subject to consistent virulent FeLV challenge conditions. *Biologicals, 49*, 76-80. https://doi.org/10.1016/j.biologicals.2016.10.004

Gross, T. L., Clark, E. G., Hargis, A. M., Head, L. L., & Hainesh, D. M. (1993). Giant Cell Dermatosis in FeLV-positive Cats. *Veterinary Dermatology, 4*(3), 117-122. https://doi.org/10.1111/j.1365-3164.1993.tb00204.x

Guliukina, I. A., Kucheruk, O. D., Komina, A. K., Zaberezhny, A. D., & Zhukovaand, E. V. (2019). Genetic diversity of feline leukemia virus. *OP Conf. Series: Earth and Environmental Science, 315,* 1-4.

Guven, H., Konstantinidis, K. V., Alici, E., Aints, A., Abedi-Valugerdi, M., Christensson, B., . . . Dilber, M. S. (2005). Efficient gene transfer into primary human natural killer cells by retroviral transduction. *Experimental Hematology, 33*(11), 1320-1328. https://doi.org/https://doi.org/10.1016/j.exphem.2005.07.006

Harbour, D. A., Gunn-Moore, D. A., Gruffydd-Jones, T. J., Caney, S. M., Bradshaw, J., Jarrett, O., & Wiseman, A. (2002). Protection against oronasal challenge with virulent feline leukaemia virus lasts for at least 12 months following a primary course of immunisation with Leukocell 2 vaccine. *Vaccine, 20*(23-24), 2866-2872. https://doi.org/10.1016/s0264-410x(02)00237-2

Hardy, W. (1993). Feline Oncoretroviruses. In *The retroviridae* (Vol. 2, pp. 109-180).

Hardy, W. D. (1981). Hematopoietic tumors of cats. *Journal of the American Animal Hospital Association, 17*(6), 921-940.

Hardy, W. D. (1982). Immunopathology Induced by the Feline Leukemia Virus. *Springer Seminars in Immunopathology, 5*(1), 75-106.

Hardy, W. D., Hess, P. W., MacEwen, E. G., McClelland, A. J., Zuckerman, E. E., Essex, M., . . . Jarrett, O. (1976). Biology of Feline Leukemia Virus in the Natural Environment. *Cancer Research, 36*(2 Part 2), 582.

Harris, D. T., Cianciolo, G. J., Snyderman, R., Argov, S., & Koren, H. S. (1987). Inhibition of human natural killer cell activity by a synthetic peptide homologous to a conserved region in the retroviral protein, p15E. *The Journal of Immunology, 138*(3), 889-894. https://doi.org/10.4049/jimmunol.138.3.889

Hartman, K., & Sykes, J. E. (2014). Feline Leukemia Virus Infection. In J. E. Sykes (Ed.), *Canine and Feline Infectious Diseases* (1st ed., pp. 224-238). Saunders.

Hartmann. (2012a). Clinical aspects of feline retroviruses: a review. *Viruses, 4*(11), 2684-2710. https://doi.org/10.3390/v4112684

Hartmann. (2012b). Feline Leukemia Virus Infection. In C. E. Greene & J. E. Sykes (Eds.), *Infectious Diseases of the Dog and Cat* (4th ed., pp. 108-135). Saunders.

Hartmann, K. (1998). Feline immunodeficiency virus infection: an overview. *Veterinary journal (London, England : 1997), 155*(2), 123-137. https://doi.org/10.1016/s1090-0233(98)80008-7

Hartmann, K. (2014). Feline Leukemia Virus Infection. In J. E. Sykes (Ed.), *Canine and Feline Infectious Diseases* (4th ed., pp. 108-136). Saunders.

Hartmann, K., & Hofmann-Lehmann, R. (2020). What's New in Feline Leukemia Virus Infection. *Veterinary Clinics: Small Animal Practice, 50*(5), 1013-1036. https://doi.org/10.1016/j.cvsm.2020.05.006

Hause, W. R., Hoover, E. A., Olsen, R. G., Rojko, J. L., & Schaller, J. P. (1979). Detection of Feline Paraffin Embedding Leukemia Virus in Immunofluorescence Tissues of Cats Procedure. *Journal of the National Cancer Institute*(61), 1315-1321.

Heredia, J. M. (2019). Fisiopatogenia de la Leucemia viral felina. *Vanguardia veterinaria*(95), 8-10.

Hernández, J. C., Montoya, C. J., & Urcuqui-Inchima, S. (2007). Papel de los receptores tipo toll en las infecciones virales: el VIH-1 como modelo. *Biomédico, 27*(2), 280-293.

Higgins, J., Hübscher, U., Lutz, H., Pedersen, N., Theilen, G., & Troy, F. A. (1980). Humoral Immune Reactivity to Feline Leukemia Virus and Associated Antigens in Cats Naturally Infected with Feline Leukemia Virus. *Cancer Reseach, 40*, 3642-3651.

Higgins, R. J., Hinrinchs, S. H., D, S. M., Smith, M. O., & Torten, M. (1990). Type C retroviral expression in spontaneous feline olfactory neuroblastomas. *Acta Neuropathologica, 80*(5), 547-583.

Hofmann-Lehmann, R., & Hartmann, K. (2020). Feline leukaemia virus infection: A practical approach to diagnosis. *J Feline Med Surg, 22*(9), 831-846. https://doi.org/10.1177/1098612x20941785

Hoover, E. A., Mathiason, C. K., & Torres, A. N. (2005). Re-examination of feline leukemia virus: host relationships using real-time PCR. *Virology, 332*(1), 272-283.

Hoover, E. A., Rojko, J. L., Wilson, P. L., & Olsen, R. G. (1981). Determinants of susceptibility and resistance to feline leukemia virus infection. I. Role of macrophages. *J Natl Cancer Inst, 67*(4), 889-898. https://doi.org/10.1093/jnci/67.4.889

Horzinek, M. C. (1988). Feline Acquired Immunodeficiency Syndromes. In A. C. Beynen & H. A. Solleveld (Eds.), *New Developments in Biosciences: Their Implications for Laboratory Animal Science: Proceedings of the Third Symposium of the Federation of European Laboratory Animal Science Associations, held in Amsterdam, The Netherlands, 1–5 June 1987* (pp. 11-15). Springer Netherlands. https://doi.org/10.1007/978-94-009-3281-4_3

Jackson, M., Kipar, A., Kremendahl, J., & Reinacher, M. (2001). Comparative Examination of Cats with Feline Leukemia Virus-associated Enteritis and Other Relevant Forms of Feline Enteritis. *Veterinary pathology, 38*(4), 359-371.

Jarret, O., & Russell, P. H. (1978). The occurrence of feline leukaemia virus neutralizing antibodies in cats. *International Journal of Cancer*(22), 351-357.

Jarrett, O., & Ganière, J. P. (1996). Comparative studies of the efficacy of a recombinant feline leukaemia virus vaccine. *Vet Rec, 138*(1), 7-11. https://doi.org/10.1136/vr.138.1.7

Jarrett, W., Jarrett, O., Mackey, L., Laird, H., Hardy, W., Jr., & Essex, M. (1973). Horizontal Transmission of Leukemia Virus and Leukemia in the Cat. *JNCI: Journal of the National Cancer Institute, 51*(3), 833-841. https://doi.org/10.1093/jnci/51.3.833

Kashiwa, H., Wright, S. C., & Bonavida, B. (1987). Regulation of B cell maturation and differentiation. I. Suppression of pokeweed mitogen-induced B cell differentiation by tumor necrosis factor (TNF). *J Immunol, 138*(5), 1383-1390.

Khan, K. N. M. (1992). Role of the bone marrow microenvironment in the pathogenesis of feline leukemia virus-induced erythroid aplasia.

Khan, K. N. M., Kociba, G. J., & Wellman, M. L. (1993). Macrophage Tropism of Feline Leukemia Virus (FeLV) of Subgroup-C and Increased Production of Tumor Necrosis Factor-α by FeLV-Infected Macrophages. *Blood, 81*(10), 2585-2590. https://doi.org/https://doi.org/10.1182/blood.V81.10.2585.2585

Kobilinsky, L., Hardy, W. D., Jr., Ellis, R., Witkin, S. S., & Day, N. K. (1980). In vitro activation of feline complement by feline leukemia virus. *Infect Immun, 29*(1), 165-170. https://doi.org/10.1128/iai.29.1.165-170.1980

Kooistra, L. H., & Splitter, G. A. (1985). Killer cells of feline leukemia virus- and feline sarcoma virus-infected transformed cells: The role of NK, ADCC, and in vitro generated cytotoxic cells. *Cellular Immunology, 94*(2), 466-479. https://doi.org/https://doi.org/10.1016/0008-8749(85)90271-0

Krause, C. D., Pestka, S., & Walter, M. R. (2004). Interferons, interferon-like cytokines and their receptors. *Immunological Reviews, 202*, 8-32.

Lafrado, L. J., & Olsen, R. G. (1986). Demonstration of depressed polymorphonuclear leukocyte function in nonviremic FeLV-infected cats. *Cancer Invest, 4*(4), 297-300. https://doi.org/10.3109/07357908609017509

Langhammer, S., Fiebig, U., Kurth, R., & Denner, J. (2005). Neutralising antibodies against the transmembrane protein of feline leukaemia virus (FeLV). *Vaccine, 23*(25), 3341-3348. https://doi.org/10.1016/j.vaccine.2005.01.091

Langhammer, S., Fiebig, U., Kurth, R., & Denner, J. (2011). Increased neutralizing antibody response after simultaneous immunization with leucogen and the feline leukemia virus transmembrane protein. *Intervirology, 54*(2), 78-86. https://doi.org/10.1159/000318892

Langhammer, S., Hübner, J., Kurth, R., & Denner, J. (2006). Antibodies neutralizing feline leukaemia virus (FeLV) in cats immunized with the transmembrane envelope protein p15E. *Immunology, 117*(2), 229-237. https://doi.org/10.1111/j.1365-2567.2005.02291.x

Leal, R. O., & Gil, S. (2016). The Use of Recombinant Feline Interferon Omega Therapy as an Immune-Modulator in Cats Naturally Infected with Feline Immunodeficiency Virus: New Perspectives. *Veterinary Sciences, 3*(4).

Lehmann, R., Joller, H., Haagmans, B. L., & Lutz, H. (1992). Tumor necrosis factor alpha levels in cats experimentally infected with feline immunodeficiency virus: effects of immunization and feline leukemia virus infection. *Vet Immunol Immunopathol, 35*(1-2), 61-69. https://doi.org/10.1016/0165-2427(92)90121-6

Levy, L. S. (2008). Advances in understanding molecular determinants in FeLV pathology. *Veterinary immunology and immunopathology*(123), 14-22.

Lewis, M. G., Kociba, G. J., Rojko, J. L., Stiff, M. I., Haberman, A. B., Velicer, L. F., & Olsen, R. G. (1985). Retroviral-associated eosinophilic leukemia in the cat. *Am J Vet Res, 46*(5), 1066-1070.

Linenberger, M. L., & Deng, T. (1999). The effects of feline retroviruses on cytokine expression. *Veterinary Immunology and Immunopathology, 72*(3), 343-368. https://doi.org/https://doi.org/10.1016/S0165-2427(99)00147-6

Little, S., Levy, J., Hartmann, K., Hofmann-Lehmann, R., Hosie, M., Olah, G., & Denis, K. S. (2020). 2020 AAFP Feline Retrovirus Testing and Management Guidelines. *J Feline Med Surg, 22*(1), 5-30. https://doi.org/10.1177/1098612x19895940

Littwitz-Salomon, E., Dittmer, U., & Sutter, K. (2016). Insufficient natural killer cell responses against retroviruses: how to improve NK cell killing of retrovirus-infected cells. *Retrovirology, 13*(1), 77. https://doi.org/10.1186/s12977-016-0311-8

Littwitz-Salomon, E., Malyshkina, A., Schimmer, S., & Dittmer, U. (2018). The Cytotoxic Activity of Natural Killer Cells Is Suppressed by IL-10(+) Regulatory T Cells During Acute Retroviral Infection. *Front Immunol, 9*, 1947. https://doi.org/10.3389/fimmu.2018.01947

Luaces, I., Doménech, A., García-Montijano, M., Collado, V. M., Sánchez, C., German, T., . . . Gómez-Lucía, E. (2008). Detection of Feline Leukemia

Virus in the Endangered Iberian Lynx (*Lynx Pardinus*). *J Vet Diagn Invest*, *20*, 381-385.

Lähdevirta, J., Maury, C. P., Teppo, A. M., & Repo, H. (1988). Elevated levels of circulating cachectin/tumor necrosis factor in patients with acquired immunodeficiency syndrome. *Am J Med*, *85*(3), 289-291. https://doi.org/10.1016/0002-9343(88)90576-1

López-Goñi, I. (2015). Somos lo que somos porque somos virus y bacterias: el impacto de los microorganismos endógenos en la biología del huésped. *NACC. Bioloxia*, *22*, 15-21.

Mach, B., Steimle, V., Martinez-Soria, E., & Reith, W. (1996). REGULATION OF MHC CLASS II GENES: Lessons from a Disease. *Annual Review of Immunology*, *14*(1), 301-331. https://doi.org/10.1146/annurev.immunol.14.1.301

Malinowski, C. (2006). Canine and Feline Nasal Neoplasia. *Clinical Techniques in Small Animal Practice*, *21*(2), 89-94. https://doi.org/https://doi.org/10.1053/j.ctsap.2005.12.016

Mathes, L. E., Olsen, R. G., Hebebrand, L. C., Hoover, E. A., Schaller, J. P., Adams, P. W., & Nichols, W. S. (1979). Immunosuppressive Properties of a Virion Polypeptide, a 15,000-Dalton Protein, from Feline Leukemia Virus. *Cancer Research*, *39*(3), 950.

Maury, C. P., & Lähdevirta, J. (1990). Correlation of serum cytokine levels with haematological abnormalities in human immunodeficiency virus infection. *J Intern Med*, *227*(4), 253-257. https://doi.org/10.1111/j.1365-2796.1990.tb00154.x

Mims, C. A. (1964). ASPECTS OF THE PATHOGENESIS OF VIRUS DISEASES. *Bacteriological reviews*, *28*(1), 30-71.

Mizayawa, T. (2002). Feline leukemia virus and Feline Immunodeficiency virus. *Frontiers in Bioscience: a journal and virtual library*, *4*(7), 504-518.

Modiano, J. F. (2013). The Etiology of Cancer. In *Withrow & MacEwen's Small Animal Clinical oncology* (5th ed., pp. 1-26). Saunders.

Mogensen, S. C. (1979). Role of macrophages in natural resistance to virus infections. *Microbiological reviews, 43*(1), 1-26.

Montaraz C, J. A. (2012). Inmunidad Innata. In *Introducción a la Inmunología* (2a ed., pp. 19-30). UNAM Cuautitlán.

MSD. (2023). *NOBIVAC® FELINE 2-FeLV*. Retrieved 9 de marzo from https://www.msd-salud-animal.mx/productos/nobivac-feline-2-felv-2/

Murphy, B. (2016). Retroviridae. In E. J. Dubovi & J. N. MacLachlan (Eds.), *Fenner's Veterinary Virology* (pp. 270-297). Academic Press.

Nagata, M., & Rosenkrantz, W. (2013). Cutaneous viral dermatoses in dogs and cats. *Compend Contin Educ Vet, 35*(7), E1.

Neil, J. C. (2010). Feline Leukemia and Sarcoma Viruses. In B. W. Mahy & M. H. Regenmortel (Eds.), *Desk encyclopedia of animal and bacterial virology* (pp. 283-287). Elsevier.

News, B. (2019). La leucemia felina. *Vanguardia veterinaria, 95*, 42-44.

O'Neil, L. L., Burkhard, M. J., & Hoover, E. A. (1996). Frequent perinatal transmission of feline immunodeficiency virus by chronically infected cats. *Journal of virology, 70*(5), 2894-2901. https://doi.org/10.1128/JVI.70.5.2894-2901.1996

Odeh, M. (1990). The role of tumour necrosis factor-alpha in acquired immunodeficiency syndrome. *J Intern Med, 228*(6), 549-556. https://doi.org/10.1111/j.1365-2796.1990.tb00278.x

Ogilvie, G. K., Tompkins, M. B., & Tompkins, W. A. F. (1988). Clinical and immunologic aspects of FeLV-induced immunosuppression. *Veterinary Microbiology, 17*(3), 287-296. https://doi.org/https://doi.org/10.1016/0378-1135(88)90070-3

Orosz, C. G., Zinn, N. E., Olsen, R. G., & Mathes, L. E. (1985). Retrovirus-mediated immunosuppression. II. FeLV-UV alters in vitro murine T lymphocyte behavior by reversibly impairing lymphokine secretion. *J Immunol, 135*(1), 583-590.

Pacitti, A. M., Jarrett, O., & Hay, D. (1986). Transmission of feline leukaemia virus in the milk of a non-viraemic cat. *Vet Rec, 118*(14), 381-384. https://doi.org/10.1136/vr.118.14.381

Palmero, M. L., & Carballés Pérez, V. (2010). Leucemia Felina. In *Enferemedades infecciosas felinas* (pp. 5-90). SERVET.

Paoletti, E. (1996). Applications of pox virus vectors to vaccination: an update. *Proceedings of the National Academy of Sciences, 93*(21), 11349-11353. https://doi.org/10.1073/pnas.93.21.11349

Patel, M., Carritt, K., Lane, J., Jayappa, H., Stahl, M., & Bourgeois, M. (2015). Comparative Efficacy of Feline Leukemia Virus (FeLV) Inactivated Whole-Virus Vaccine and Canarypox Virus-Vectored Vaccine during Virulent FeLV Challenge and Immunosuppression. *Clinical and Vaccine Immunology, 22*(7), 798-805. https://doi.org/10.1128/CVI.00034-15

Pedersen, N. C. (1993). Immunogenicity and efficacy of a commercial feline leukemia virus vaccine. *J Vet Intern Med, 7*(1), 34-39. https://doi.org/10.1111/j.1939-1676.1993.tb03166.x

Porras M, R. (2007). Papel de las citoquinas en la infección por el virus de la leucemia felina. In (Vol. 1, pp. 584-596). Madrid: Revistas Complutense de Ciencias Veterinarias.

Poulet, H., Brunet, S., Boularand, C., Guiot, A. L., Leroy, V., Tartaglia, J., . . . Desmettre, P. (2003). Efficacy of a canarypox virus-vectored vaccine against feline leukaemia [https://doi.org/10.1136/vr.153.5.141]. *Veterinary Record, 153*(5), 141-145. https://doi.org/https://doi.org/10.1136/vr.153.5.141

Puig-Basagoti, F., & Saíz, J. C. (2001). Replicones subgenómicos del virus de la hepatitis C (VHC):nuevas expectativas para la profilaxis y el tratamiento de la hepatitis C. *Gastroenterología y Hepatología, 24*(10), 506-510.

Quiroz, J. (2019). Alteraciones oculares relacionadas con el virus de la leucemia viral felina. *Vanguardia veterinaria*(95), 32-34.

Ramírez, H., Autran, M., García, M. M., Carmona, M., Rodríguez, C., & Martínez, H. A. (2016). Genotyping of feline leukemia virus in Mexican housecats. *Arch Virol, 161*(4), 1039-1045. https://doi.org/10.1007/s00705-015-2740-4

Rees, C. A., & Goldschmidt, M. H. (1998). Cutaneous horn and squamous cell carcinoma in situ (Bowen's disease) in a cat. *J Am Anim Hosp Assoc, 34*(6), 485-486. https://doi.org/10.5326/15473317-34-6-485

Reinacher, M. (1989). Diseases Associated with Spontaneous Feline Leukemia Virus (FeLV) Infection in Cats. *Veterinary Immunology and Immunopatology*(21), 85-95.

Rideout, B. A., Moore, P. F., & Pedersen, N. C. (1992). Persistent upregulation of MHC Class II antigen expression on T-lymphocytes from cats experimentally infected with feline immunodeficiency virus. *Veterinary Immunology and Immunopathology, 35*(1), 71-81. https://doi.org/https://doi.org/10.1016/0165-2427(92)90122-7

Rojko, J. L., Hoover, E. A., Mathes, L. E., Olsen, R. G., & Schaller, J. P. (1979). Pathogenesis of experimental feline leukemia virus infection. *J Natl Cancer Inst, 63*(3), 759-768. https://doi.org/10.1093/jnci/63.3.759

Rojko, J. L., Hoover, E. A., Quackenbush, S. L., & Olsen, R. G. (1982). Reactivation of latent feline leukaemia virus infection. *Nature, 298*(5872), 385-388. https://doi.org/10.1038/298385a0

Rossi, F., Aresu, L., Martini, V., Trez, D., Zanetti, R., Coppola, L. M., . . . Zini, E. (2019). Immune-complex glomerulonephritis in cats: a retrospective study based on clinico-pathological data, histopathology and ultrastructural features. *BMC Veterinary Research, 15*(1), 303. https://doi.org/10.1186/s12917-019-2046-y

Schubach, T. M., Schubach, A., Okamoto, T., Barros, M. B., Figueiredo, F. B., Cuzzi, T., . . . Wanke, B. (2004). Evaluation of an epidemic of sporotrichosis in cats: 347 cases (1998-2001). *J Am Vet Med Assoc, 224*(10), 1623-1629. https://doi.org/10.2460/javma.2004.224.1623

Schultz, R. D., Scott, F. W., Duncan, J. R., & Gillespie, J. H. (1974). Feline immunoglobulins. *Infection and immunity, 9*(2), 391-393. https://doi.org/10.1128/IAI.9.2.391-393.1974

Scott, F. W., Csiza, C. K., & Gillespie, J. H. (1970). Maternally derived immunity to feline panleukopenia. *J Am Vet Med Assoc, 156*(4), 439-453.

Sehn, J. K. (2015). Insertions and deletions (Indels). In S. Kulkarni & J. Pfeifer (Eds.), *Clinical Genomics* (1st ed., pp. 130-148). Academic Press.

Sellon, R. K., Jordan, H. L., Kennedy-Stoskopf, S., Tompkins, M. B., & Tompkins, W. A. (1994). Feline immunodeficiency virus can be experimentally transmitted via milk during acute maternal infection. *J Virol, 68*(5), 3380-3385. https://doi.org/10.1128/jvi.68.5.3380-3385.1994

Sen, G. C. (2001). Viruses and Interferons. *Annual Review of Microbiology, 55,* 255-281.

Sharifi, H., Nassiri, S. M., Esmaelli, H., & Khoshnegah, J. (2007). Eosinophilic leukaemia in a cat. *Journal of Feline Medicine & Surgery, 9*(6), 514-517. https://doi.org/https://doi.org/10.1016/j.jfms.2007.05.004

Sherwin, S. A., Benveniste, R. E., & Todaro, G. J. (1978). Complement-mediated lysis of type-C virus: effect of primate and human sera on various retroviruses. *Int J Cancer, 21*(1), 6-11. https://doi.org/10.1002/ijc.2910210103

Souza, H., Da Costa, F., Dorigon, O., Damico, C., & Brito, M. (2010). Multiple cutaneous horns on the footpads of a persian cat. *Ciência Rural, 40,* 678-681.

St Denis, K. A. (2022). Feline Leukemia Virus Disease. *MSD Manual Veterinary manual.*

Stone, A. E., Brummet, G. O., Carozza, E. M., Kass, P. H., Petersen, E. P., Sykes, J., & Westman, M. E. (2020). 2020 AAHA/AAFP Feline Vaccination Guidelines. *J Feline Med Surg, 22*(9), 813-830. https://doi.org/10.1177/1098612x20941784

Stützer, B., Müller, F., Majzoub, M., Lutz, H., Greene, C. E., Hermanns, W., & Hartmann, K. (2010). Role of latent feline leukemia virus infection in nonregenerative cytopenias of cats. *J Vet Intern Med, 24*(1), 192-197. https://doi.org/10.1111/j.1939-1676.2009.0417.x

Sánchez Pacheco, A. (2019). Vacunación de Leucemia Viral Felina. *Vanguardia veterinaria*(95), 46-48.

Tuomari, D. L., Olsen, R. G., Singh, V. K., & Kraut, E. H. (1984). Detection of circulating immune complexes by a Clq/protein A-ELISA during the preneoplastic stages of feline leukemia virus infection. *Veterinary Immunology and Immunopathology, 7*(3), 227-238. https://doi.org/https://doi.org/10.1016/0165-2427(84)90081-3

Vega Robledo, G. B. (2009). Complejo mayor de histocompatibilidad. *Revista de la Facultad de Medicina UNAM, 52*(2), 86-88.

Vieira, V. A., Herbert, N., Cromhout, G., Adland, E., & Goulder, P. (2022). Role of Early Life Cytotoxic T Lymphocyte and Natural Killer Cell Immunity in Paediatric HIV Cure/Remission in the Anti-Retroviral Therapy Era [Review]. *Frontiers in Immunology, 13.*

Wardini, A. B., Guimarães-Costa, A. B., Nascimento, M. T., Nadaes, N. R., Danelli, M. G., Mazur, C., . . . Pinto-da-Silva, L. H. (2010). Characterization of neutrophil extracellular traps in cats naturally infected with feline leukemia virus. *J Gen Virol, 91*(Pt 1), 259-264. https://doi.org/10.1099/vir.0.014613-0

Welsh, R. M., Jr., Jensen, F. C., Cooper, N. R., & Oldstone, M. B. (1976). Inactivation of lysis of oncornaviruses by human serum. *Virology, 74*(2), 432-440. https://doi.org/10.1016/0042-6822(76)90349-4

Willet, B. J., & Hoise, M. J. (2013). Feline Leukaemia Virus: Half a century since its discovery. *The Veterinary Journal, 195*, 16-23.

Wonderling, R., Powell, T., Baldwin, S., Morales, T., Snyder, S., Keiser, K., . . . Milhausen, M. (2002). Cloning, expression, purification, and biological activity of five feline type I interferons. *Veterinary Immunology and Immunopathology, 89*(1), 13-27. https://doi.org/https://doi.org/10.1016/S0165-2427(02)00188-5

Wooley, D. P., Peterson, K. T., Taylor, R. J., Paul, C. C., & Baumann, M. A. (2000). Strain-dependent productive infection of a unique eosinophilic cell line by human immunodeficiency virus type 1. *AIDS Res Hum Retroviruses, 16*(14), 1405-1415. https://doi.org/10.1089/08892220050140955

Yasmin, A. P., Melissa, J. B., Julie, K. L., Michael, M., Natascha, T. H., Brian, J. W., & Margaret, J. H. (2021). Measuring the Humoral Immune Response in

Cats Exposed to Feline Leukaemia Virus [article]. *Viruses*, *13*(428), 428-428. https://doi.org/10.3390/v13030428

Yuhki, N., Mullikin, J. C., Beck, T., Stephens, R., & O'Brien, S. J. (2008). Sequences, Annotation and Single Nucleotide Polymorphism of the Major Histocompatibility Complex in the Domestic Cat. *PLOS ONE*, *3*(7), e2674. https://doi.org/10.1371/journal.pone.0002674

Zachary, J. F. (2012). Mechanims of Microbial Infections. In D. McGavin & J. F. Zachary (Eds.), *Pathologic Basis of Veterinary Disease* (5th ed., pp. 147-240). Mosby, Inc.

Zachary, J. F. (2017). Mechanims of Microbial Infections. In J. F. Zachary (Ed.), *Pathologic Basis of Veterinary Disease* (6th ed., pp. 132-241). Elsevier.

Zoetis. (2023). *Leukocell® 2 Vacuna contra la Leucemia Viral Felina*. Retrieved 5 de marzo from https://www.zoetis.mx/products/gatos/leukocell-2.aspx

Zucali, J. R., Broxmeyer, H. E., Dinarello, C. A., Gross, M. A., & Weiner, R. S. (1987). Regulation of early human hematopoietic (BFU-E and CFU-GEMM) progenitor cells in vitro by interleukin 1-induced fibroblast-conditioned medium. *Blood*, *69*(1), 33-37.

AGRADECIMIENTOS

La presente revisión fue supervisada por los diferentes expertos en el área de Virología, genética y Biología Molecular, asi como especialistas en Patología Sistémica veterinaria: Drs. Vianey Ramírez Andoney, Alejandro Vargas Ruíz, Ernesto Marin Flamand y Humberto Alejandro Martínez Rodríguez.

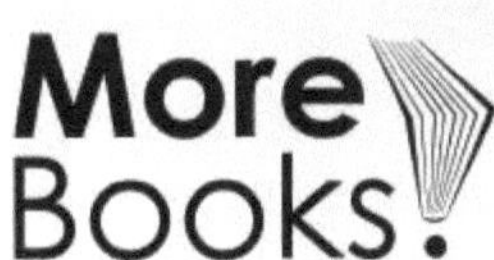

More
Books!

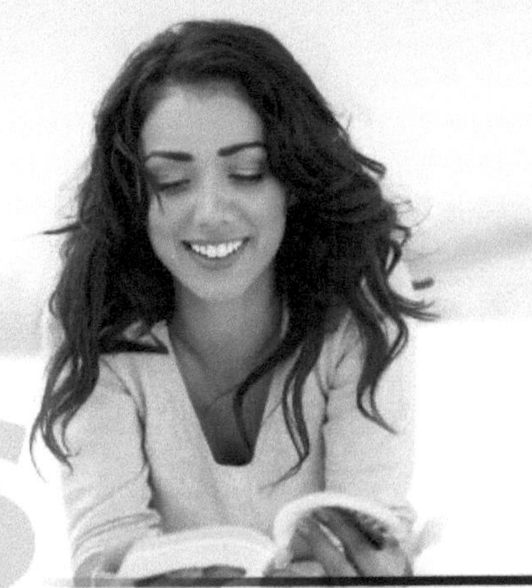

info@omniscriptum.com
www.omniscriptum.com
OMNIScriptum